DES

OSSIFICATIONS DE LA DURE-MÈRE

(PACHYMÉNINGITE OSSEUSE)

PAR

STANISLAS JEANNERAT

DOCTEUR EN MÉDECINE

PREMIER INTERNE A L'ASILE D'ALIÉNÉS DE STÉPHANSFELD

STRASBOURG

IMPRIMERIE DE VEUVE BERGER-LEVRAULT

1866

A LA MÉMOIRE D'UNE MÈRE REGRETTÉE.

A MES PARENTS.

A MES AMIS.

S. JEANNERAT.

A

MONSIEUR HENRI DAGONET

PROFESSEUR AGRÉGÉ A LA FACULTÉ DE MÉDECINE DE STRASBOURG, MÉDECIN EN CHEF

DE L'ASILE D'ALIÉNÉS DE STÉPHANSFELD.

Dévouement et reconnaissance.

S. JEANNERAT.

DES

OSSIFICATIONS DE LA DURE-MÈRE

(PACHYMÉNINGITE OSSEUSE).

INTRODUCTION.

Les ossifications de la dure-mère se rencontrent d'une manière assez fréquente dans les autopsies d'individus atteints d'aliénation mentale. Nous croyons qu'elles caractérisent une forme particulière de pachyméningite que l'on pourrait justement désigner sous le nom de pachyméningite osseuse (*Pachymeningitis ossificans* de VIRCHOW).

Pendant les quelques années que nous avons passées comme interne à l'asile d'aliénés de Stéphansfeld, nous avons eu l'occasion d'observer un nombre assez considérable de pièces anatomiques se rapportant à cette lésion, et qui, pour la plus grande partie, figurent dans la collection pathologique de l'établissement.

Cette singulière altération devait fixer notre attention. Nous nous sommes demandé quelle pouvait en être la signification pathologique; quelles étaient les circonstances qui en favorisaient le développement; si on ne devait pas la considérer comme la conséquence d'une irritation répétée portée sur la dure-mère, et si, par suite, elle ne constituait pas une forme spéciale de la pachyméningite; un mode inflammatoire propre à la dure-mère, plutôt qu'une sorte de dégénérescence de cette membrane, ainsi que plusieurs auteurs étaient disposés à le croire.

1

Nous avons cherché à nous fixer à cet égard, et, dans ce but, nous avons recherché tout ce qui a pu être écrit sur cette forme d'affection. C'est le résultat de ces recherches que nous exposons dans ce travail choisi pour sujet de notre thèse.

Ce travail est nécessairement incomplet. Il nous a été impossible de résoudre tous les problèmes qui se rattachent à cette question. Nous espérons, toutefois, qu'on voudra bien nous tenir compte des difficultés inhérentes à la tâche que nous avons entreprise et des efforts que nous avons tentés pour éclairer l'histoire d'une maladie, obscure sans doute, mais laissée jusqu'à ce jour dans un trop dédaigneux oubli.

Nous résumerons, dans une première partie de notre travail, les opinions des divers auteurs qui se sont occupés de cette lésion et les particularités qui se rattachent à son histoire; dans la seconde partie, nous rapporterons succinctement les observations d'ossification qu'il nous a été permis de recueillir à l'asile de Stéphansfeld.

Je regarderais cette œuvre comme incomplète, si je terminais sans offrir mes remercîments et l'expression de ma reconnaissance à mon digne et excellent maître, M. le professeur agrégé DAGONET, dont la bienveillance et les conseils éclairés par une longue pratique, unie au tact le plus judicieux, sont venus m'encourager et me guider dans la voie où je m'étais engagé.

Historique.

On comprend que l'attention des auteurs n'ait été que médiocrement appelée sur un genre d'altération difficile à reconnaître pendant la vie, dont le mode d'évolution et les conditions étiologiques sont enveloppés d'obscurité, et qui, cependant, peut être porté à un degré tel, qu'il doit en résulter une irritation plus ou moins grande, ou, pour le moins, une gêne dans l'exercice des fonctions cérébrales.

Morgagni est un des premiers auteurs qui aient exprimé leur opinion à ce sujet, en disant qu'il regardait les ossifications de la dure-mère comme pouvant être une cause d'apoplexie. Il cite[1] l'exemple d'un homme arrivé déjà à un âge avancé et qui succomba aux suites d'une attaque d'apoplexie, sans qu'il eût été possible de savoir ce qu'il avait éprouvé avant l'attaque. A l'autopsie, on trouva un demi-litre de sang épanché entre la dure-mère et la pie-mère, ou plutôt, dit-il, entre la dure-mère et une autre petite membrane telle que l'arachnoïde. Cette petite membrane, un peu plus épaissie en cet endroit, répondait, avec l'épanchement sanguin, à la région antérieure de l'os temporal gauche et à son voisinage[2].

En outre, il existait, presque au milieu de la faux, un os renfermé dans l'épaisseur de ce repli, près du bord inférieur. Il était placé en long et présentait une longueur de plus de trois travers de doigt. Cet os était médiocrement et inégalement épais, même dans toute sa circonférence; ses deux extrémités paraissaient se terminer en une simple lame composée de fibres osseuses parallèles; ses faces droite et gauche, et particulièrement l'une d'elles, présentaient des espèces de grosses bulles, « comme on peut le voir chez moi, dit le célèbre anatomiste, où je garde encore cet os enveloppé, tel qu'il était alors, par la membrane de la faux qui lui est très-étroitement unie de toutes parts. »

Morgagni regrette de n'avoir pu apprendre de quoi s'était plaint cet homme pendant les années qui avaient précédé l'apoplexie. « Car, ajoute-t-il, depuis que Franç. Ant. Cattus, anatomiste napolitain, qui ne méritait pas de rester inconnu, a signalé (*Isag. Anat.*, l. 34) la première observation faite en 1557 de faux dégénérée, en quelques

---

1. Lettre III.

2. Il est probable que l'hémorrhagie des méninges et l'épaississement de l'arachnoïde, constatés par Morgagni, étaient dus à la présence d'une membrane de nouvelle formation, et à l'existence de l'affection que l'on a décrite, dans ces derniers temps, sous le nom de pachyméningite hémorrhagique et membraneuse. Voir Christian, *Études sur la pachyméningite hémorrhagique.* Strasbourg, 1864.

parties, en un os dur, BOTALLI[1], HORN[2], SCHEID[3], WEPFER[4], CHE-
SELDEN[5], VATER[6], GOHL[7], MAYER[8], et plusieurs autres ont publié, sur
des cas analogues, des descriptions que j'ai lues en entier, ainsi que
celles qui se trouvent dans les *Histoire et mémoires de l'Académie des
sciences de Paris*[9]. »

« Cependant, ajoute-t-il encore, je ne me souviens pas qu'on ait
jamais parlé d'un os aussi volumineux que celui qui a été décrit plus
haut, en faisant abstraction de quelques faux, dans l'une desquelles
RIOLAN[10] dit qu'il se trouvait un os large de quatre doigts. Telle était
encore celle que VOLCKAMER[11] trouva entièrement osseuse jusqu'à la
moitié de sa longueur, mais surtout celle qui fut observée par OFFREDI[12],
dans un amphithéâtre d'anatomie et qui était dans un état complet d'ossification. »

MORGAGNI a remarqué que les auteurs qui ont décrit ces ossifications
conservent le silence le plus complet sur les symptômes qui pouvaient
faire reconnaître cette lésion ; elle ne donnerait lieu, suivant eux, à
aucune incommodité grave, pas même à un sentiment continuel de
douleur. « Cependant, dit-il plus loin, elle doit être une cause prédisposante à l'apoplexie, surtout lorsque la dégénérescence osseuse est
placée de manière à rétrécir les canaux veineux. » Si l'on en croit
SCHEID, les noyaux osseux qui se forment dans la faux peuvent tendre

1. *Observ. anat.*, 2.
2. *Anat. ad eamd.*
3. *Dissert. de duobus ossiculis in apopl.*
4. *Exercit. de loco affect. in apopl.*
5. *The anat. of the hum. body, tab. XI.*
6. *Abr. in diss. qua osteogenia, etc. in proem. et in progr. quo observ. calculor., etc.*
7. *Apud eumd. in cit. progr.*
8. *Comm. litter.*, an. 1731, specim. 42, n. 2.
9. Ann. 1711, 1713, 1734, 1706.
10. *C.* 31. *Comment. in Galen. de ossib.*
11. Eph. N. C. Décad. 1, A. 6, Obs. 71.
12. *Earumd.* Décad. 2, A. 1. Obs. 127.

ce repli, rétrécir de cette sorte le sinus longitudinal, et ne pas laisser ainsi un passage suffisant au sang qui s'y trouve contenu.

L'opinion émise par MORGAGNI nous paraît peu admissible, surtout en réfléchissant que la production osseuse se fait à la surface même de la membrane et qu'il faudrait admettre que l'ossification placée le long du canal veineux eût pris un développement considérable pour exercer sur le réservoir sanguin une compression réelle.

MORGAGNI cite encore le cas d'un jeune homme qui de bonne heure présenta des symptômes d'infection vénérienne. Ce malade commença à être tourmenté par des douleurs de tête qui furent bientôt suivies d'accès de lypémanie avec sensation de chaleur à la tête et de faiblesse à l'occiput; il était, en outre, sujet à des syncopes fréquentes qui se reproduisaient aux moindres mouvements, et à des vertiges, enfin à des attaques convulsives et à des névralgies de diverses sortes. Cet individu eut à souffrir de ces différents symptômes jusqu'au moment de sa mort. A l'autopsie, on trouva dans le prolongement falciforme de la dure-mère des ossifications de forme et de grandeur différentes, presque toutes hérissées d'épines pointues. Ces ossifications, dont une avait 15 lignes de long, 7 de large et 1 ½ ligne d'épaisseur, occupaient les deux tiers, et peut-être plus, de toute la longueur de la faux à partir de sa partie antérieure.

VALSALVA, consulté au sujet de ce malade, avait pensé que la diathèse goutteuse dont il était atteint était la cause première de ces ossifications; et il pensait que les pointes aiguës qu'elles présentaient, en piquant de part et d'autre la région correspondante du cerveau, avaient déterminé la défaillance et les mouvements convulsifs dont il a été parlé plus haut.

En résumé, MORGAGNI est un des premiers qui aient appelé l'attention sur cette lésion de la dure-mère. Elle donnerait lieu, suivant lui, à quelques symptômes tels qu'une céphalalgie continuelle, des défaillances et autres sensations nerveuses.

Dans le *Dictionnaire en 60 volumes*, Bricheteau[1] émet cette opinion que la présence d'ossifications inégales, pointues, peut irriter le cerveau, déterminer même des ulcérations et produire par suite des céphalalgies, des épilepsies et des convulsions.

« Des exemples de ce genre, dit-il, sont cités par Bonnet dans son *Sepulchretum* (lib. 1, sect. I). Lieutaud, ajoute-t-il, nous a également conservé l'histoire d'un maniaque, mort à l'âge de 40 ans, qui, depuis sa jeunesse, était sujet à de violentes douleurs de tête. A l'ouverture du crâne, on découvrit sur la faux une ossification très-inégale qui paraissait avoir ulcéré le cerveau en un point. Esquirol, continue cet auteur, a trouvé dans les cadavres de plusieurs épileptiques des plaques ossifiées, inégales, développées à la face interne de la dure-mère de la moelle épinière. Il a bien voulu me faire voir ces ossifications, qui sont très-remarquables par les aspérités ou dentelures dont leur pourtour est garni. »

Bricheteau remarque avec raison que c'est le repli falciforme de cette membrane qui s'encroûte le plus souvent de plaques osseuses présentant elles-mêmes les formes les plus variées et qui peuvent être portées à un degré tel que l'on a observé la faux tout entière ossifiée.

Dans les nombreuses autopsies d'épileptiques que nous avons été à même de faire à l'asile de Stéphansfeld, contrairement à l'opinion d'Esquirol, rapportée par Bricheteau, nous n'avons pas rencontré un seul fait d'ossification de la membrane fibreuse qui recouvre la moelle épinière.

M. Cruveilhier[2] a distingué et décrit les différentes formes sous lesquelles peuvent se présenter les ossifications de la dure-mère. Pour lui, ce n'est pas la lame fibreuse de la dure-mère qui est le siége de l'ossification, mais bien la lame arachnoïdienne qui tapisse sa face interne. « Jamais, dit-il, l'ossification de la dure-mère ne procède du dehors au

---

1. *Dictionnaire en 60 volumes*, art. Ossifications, t. XXXVIII, p. 396.
2. Cruveilhier, *Anat. pathol. génér.*, t. III, p. 835 et suiv.

dedans, mais bien du dedans au dehors. Dans l'immense majorité des cas, ajoute-t-il, on trouve ces ossifications recouvertes à leur surface par une membrane lisse extrêmement mince qui a toutes les apparences de l'arachnoïde avec laquelle elle se continue; mais cette membrane lisse et ténue, est-ce l'arachnoïde? Ne serait-ce pas plutôt une fausse membrane organisée? C'est cette dernière manière de voir qui ressort de la plupart des faits que j'ai observés, et il m'a paru que, lorsque la dure-mère était envahie par l'ossification, c'était toujours consécutivement. »

Nous verrons plus loin qu'il ne s'organise aucune fausse membrane à la surface de la dure-mère, mais que l'ossification se développe dans l'épaisseur même de son tissu fibreux.

« L'œil nu ou armé d'une forte loupe, ajoute M. Cruveilhier, reconnaît dans ces ossifications tous les caractères du tissu compacte des os. Le microscope y démontre l'existence de ces points noirs avec radiations linéaires, ou pieds de mouche, qu'on appelle corpuscules osseux et que l'on considère aujourd'hui comme des cavités. »

M. Cruveilhier admet trois formes principales sous lesquelles elles viennent à se présenter :

1° La *forme granuleuse*, qui consiste dans une foule de granulations osseuses semblables à des grains de mil, irrégulières à leur surface et fixées à la face interne de la dure-mère par un pédicule très-mince.

2° La *forme en aiguille* ou *stalactite osseuse*. Dans ce cas, les ossifications sont constituées par des aiguilles extrêmement irrégulières, bifides, trifides. Quelques-unes présentent des pointes très-aiguës; leur face libre est profondém ent sillonnée. Leur face adhérente l'est également et les sillons sont remplis par de petits faisceaux fibreux.

3° Les ossifications présentent dans cette forme de *larges plaques ;* elles occupent, dans le plus grand nombre des cas, la faux du cerveau. Dans ce cas, l'ossification semble avoir lieu aux dépens de toute l'épaisseur de la faux du cerveau, y compris les deux feuillets séreux qui la recouvrent. Quelques vestiges de tissu fibreux peuvent encore se voir dans certains points de la circonférence de la plaque; tout le reste est à nu et il n'existe point de trace de membrane séreuse.

« Un fait général, ajoute M. Cruveilhier, relatif à l'évolution de ces productions osseuses de la dure-mère, c'est qu'elles ne passent jamais par un intermédiaire cartilagineux; c'est que leur ossification se fait d'emblée. Pourquoi ces irrégularités, ces rugosités, ces mamelons, ces pointes aiguës, cès sillons de la surface libre que présentent les ossifications? J'ai pensé que, non-seulement les circonvolutions et anfractuosités du cerveau n'y étaient pas étrangères, mais qu'elles étaient encore la seule raison anatomique de cette disposition en apparence si irrégulière. Quant à la question de savoir quels accidents produisent les ossifications de la dure-mère, on peut affirmer qu'il n'y a rien de positif à cet égard. On les a trouvées sur le corps d'individus qui n'avaient jamais rien éprouvé du côté du cerveau, de même que chez des individus qui avaient été sujets à des céphalalgies, à des accès d'épilepsie ou qui avaient succombé à des attaques d'apoplexie.

« Les plaques cartilagineuses intermédiaires à l'arachnoïde et à la pie-mère ne s'ossifient que très-rarement. Il existe dans les cabinets une plaque osseuse formant le tiers environ d'un cylindre attaché à la face interne de la dure-mère. C'est le seul exemple que je connaisse en ce genre. Les concrétions osseuses sont aussi rares dans la dure-mère spinale qu'elles sont fréquentes dans la dure-mère crânienne.

M. Rayer a émis, sur le sujet qui nous occupe, des idées qui nous paraissent dignes d'être particulièrement signalées. Dans un travail inséré dans les *Archives générales de médecine*[1], il a étudié l'ossification morbide considérée comme une terminaison des phlegmasies.

« L'étude des ossifications de la dure-mère, dit-il, et d'autres membranes fibreuses me semble démontrer qu'elles ne sont, comme celles des ligaments, que le résultat de l'inflammation. »

Cet auteur cite l'exemple d'un soldat d'artillerie qui avait reçu un

---

1. T. I, 1825, p. 325, 326, 327.

grand nombre de coups de sabre sur la tête. Les pariétaux avaient été divisés dans leur épaisseur. Le malade succomba plus tard à une encéphalite chronique dont le développement avait été reconnu et l'issue funeste prévue. L'examen anatomique du crâne fit reconnaître que le périoste et la dure-mère aux environs des plaies pénétrantes étaient épaissis et enflammés. On remarquait sur cette dernière membrane des traînées de dépôts salins, dans la direction des plaies des os, produites par les coups de sabre. M. RAYER fait remarquer avec raison qu'il est impossible de ne pas considérer ces ossifications morbides comme une dépendance de l'inflammation des parties affectées.

La céphalalgie est, suivant lui, un phénomène que l'on doit observer communément dans les ossifications morbides, surtout lorsque la douleur vient se fixer aux régions frontale et occipitale. « Chez des individus, dit-il, qui, pendant la vie, avaient éprouvé des céphalées, des épilepsies, etc., on a souvent trouvé, après la mort, des ossifications de la dure-mère et de son prolongement dans le rachis.» Ces phénomènes morbides nous paraissent devoir être plutôt un caractère de la période de développement que la conséquence, le résultat des ossifications elles-mêmes. L'intermittence qu'offrent quelquefois ces symptômes, les accès périodiques qu'ils affectent dans certaines circonstances, leur disparition complète lorsque la production osseuse est entièrement développée, semblent militer en faveur de cette opinion.

M. VELPEAU, dans le *Dictionnaire en 30 volumes*, article Ossification, s'exprime ainsi au sujet des incrustations ostéiformes, comme il les appelle, de la dure-mère :

« On rencontre les ossifications sur tous les points de cette membrane, en avant, en arrière, de chaque côté, à la base et à la voûte du crâne. C'est dans ces différents replis, cependant, et le long du sinus longitudinal qu'on les voit surtout. Elles présentent toutes les formes possibles ; elles sont quelquefois extrêmement lâches ; leur dureté égale fréquemment celle des os les plus compactes ; on les rencontre et chez l'homme et chez la femme. Il est inexact de dire que les vieillards y soient seuls exposés. La plus large que j'aie observée existait chez une femme âgée de 30 ans.

« On n'en connaît ni les symptômes ni les causes. La plupart des individus qui en sont atteints meurent sans qu'on puisse rien soupçonner du côté du crâne. Les accidents épileptiques, la céphalalgie, les douleurs de toutes sortes, les symptômes de paralysie qui leur sont attribués par divers auteurs manquent si souvent et se rencontrent, au contraire, si fréquemment sans que ces plaques existent, qu'il n'est réellement plus permis aujourd'hui d'accorder la moindre valeur à de pareils signes. Les quelques faits et les raisons que M. RAYER invoque, ajoute M. VELPEAU, pour prouver qu'elles dépendent d'une inflammation chronique, me semblent de peu de valeur. Dans la dure-mère, comme dans le système vasculaire, l'inflammation est évidemment suffisante pour expliquer l'origine de pareilles productions. »

A l'appui de cette assertion, M. VELPEAU cite le cas d'une femme qu'il avait opérée d'une tumeur cancéreuse à la langue et qui vint à mourir quelques mois après à la suite d'un érysipèle à la face. Elle s'était toujours bien portée jusque-là; son intelligence était nette, son caractère gai, et elle n'avait jamais éprouvé le moindre mal de tête. Or, cette femme avait la dure-mère transformée, en quelque sorte, en une calotte ostéiforme, bosselée, irrégulière comme l'intérieur du crâne dans le tiers antérieur de son étendue. On ne put découvrir aucune autre trace de lésion, soit dans les os, soit dans les méninges, soit dans la substance cérébrale.

Nous croyons, contrairement à l'opinion émise par l'éminent professeur, que les ossifications de la dure-mère sont précisément le résultat d'une inflammation plus ou moins chronique de cette membrane, inflammation dont il peut être difficile d'apprécier les conditions étiologiques, mais que semblent aujourd'hui démontrer l'étude microscopique et l'observation clinique.

Dans le *Dictionnaire en 15 volumes*, article Ossifications, BOUIL-

Laud constate que le mode de production des ossifications morbides n'est pas mieux connu que le mécanisme de l'ossification normale.

« L'ossification morbide, dit-il, qui n'est pas le résultat des progrès de l'âge, est précédée de la sécrétion d'un liquide contenant les éléments des substances osseuses anormales, comme l'ossification normale est précédée de la sécrétion d'un liquide où se trouvent les éléments des os. Quant aux changements, aux métamorphoses par lesquelles passe le liquide anormalement sécrété pour revêtir les formes d'une ossification ou d'une concrétion calcaire, il n'est pas facile de les décrire avec précision ; tout ce qu'on peut dire, c'est qu'il se forme une sorte de dépôt dans les éléments du produit sécrété. La partie liquide est résorbée, la partie saline se précipite, en quelque sorte, cristallisée, et c'est elle qui constitue les ossifications, les concrétions. Les tissus fibreux jouent, dans le mécanisme de la production des ossifications dont ils sont le siége, un rôle analogue à celui que joue le périoste dans la formation du cal. »

Les progrès réalisés par les études histologiques nous permettent aujourd'hui de mieux connaître les différentes phases et les transformations que subit le liquide sécrété pour arriver à la production de l'ossification. Ce qui se passe à l'état normal se produit d'une manière à peu près identique à l'état morbide.

« La masse gélatiniforme, dit M. le professeur agrégé Morel[1], qui existe entre les fragments d'un os brisé, ou dans une excavation produite artificiellement, ou bien encore dans les cavités médullaires, contient habituellement quelques fibrilles connectives, des globules sanguins en assez grande quantité et beaucoup de noyaux ovales (fibroplastiques) qui deviennent cellules osseuses en se métamorphosant. Il est facile de suivre les diverses transformations des noyaux en examinant une lamelle osseuse très-mince à laquelle adhère encore de la substance gélatiniforme. En effet, voici ce que l'on observe : à une cer-

---

1. Morel, *Précis d'histologie humaine*, p. 23.

taine distance de l'os, les noyaux ovales ont des contours très-régu-
liers; mais, au fur et à mesure qu'on se rapproche de la substance
osseuse, on remarque qu'ils se déforment; leur enveloppe se plisse et
envoie des prolongements linéaires qui rayonnent en tout sens; en
même temps des sels calcaires se déposent à leur surface, les en-
croûtent et la métamorphose osseuse est ainsi accomplie. . . . .
La cellule osseuse dérive toujours d'un globule, c'est-à-dire de l'élé-
ment vital par excellence qui entre dans la composition du périoste ou
de la substance qui remplit les espaces médullaires.»

Nous verrons plus loin que l'ossification de la dure-mère ne prend
pas naissance au milieu d'un liquide sécrété, mais qu'elle est le résultat
d'une prolifération des cellules plasmatiques qui se transforment directement en cellules osseuses.

Rokitanski[1] considère les ossifications de la dure-mère comme
étant le résultat de l'ossification de pseudo-membranes qui se développent à la face interne de la dure-mère.

«Elles occupent habituellement, dit-il, la grande faux, rarement la
partie du cervelet et la partie de la dure-mère qui enveloppe les hémisphères; elles sont constituées par du tissu osseux réel. Lorsqu'elles
ne sont pas le fait ou le résultat de l'âge avancé, on les observe alors,
habituellement dans les cas d'hypérostose du crâne, d'adhérences de la
dure-mère avec les parois du crâne.»

M. H. Lebert fait remarquer que les ossifications ne sont pas rares
dans la faux de la dure-mère. «Les corpuscules osseux, ajoute-t-il, y
sont des plus manifestes.» Suivant lui, il s'agit là d'une véritable ossification fibreuse non précédée de cartilage. «Dans des cas rares, on
observe même des plaques osseuses qui ne sont réunies à la dure-mère
que par des espèces de pédicules.... Un mince pédicule fibreux s'insère, d'une part sur le bord de la faux, d'autre part sur le bord supé-

---

1. Rokitanski, *Handbuch der allgemeinen pathologischen Anatomie,* 1846. Vol. II, p. 401,
chap. Anat. path. de la dure-mère. Ossifications de la dure-mère.

rieur de la plaque à laquelle il porte des vaisseaux très-manifestes. La masse osseuse se moule, pour ainsi dire, dans les anfractuosités que présente la face interne des hémisphères. Quelques-unes de ces productions sont remarquables par leur grande vascularité ; elles sont criblées en un grand nombre de points par de très-petits pertuis que parcourent des conduits vasculaires. Les vaisseaux contenus dans le pédicule que fournit la dure-mère s'étalent sur les deux faces de la plaque osseuse et s'y prolongent jusqu'à une certaine distance de l'insertion du pédicule[1]. »

M. Follin[2] a constaté sur une lamelle très-amincie d'une masse osseuse de la dure-mère des corpuscules osseux assez irrégulièrement disposés. Il y avait, en outre, de loin en loin quelques éléments fibreux encore reconnaissables, malgré leur atrophie.

Virchow, l'éminent professeur de Berlin, a dernièrement émis, dans son *Traité des tumeurs*, des idées trop importantes sur ce sujet pour que nous ne reproduisions pas son opinion, en terminant cette revue historique qui nous a paru indispensable pour bien faire comprendre la nature d'une lésion dont nous avons pu observer d'assez remarquables exemples.

«La dure-mère cérébrale, dit-il[3], présente souvent des ossifications d'une étendue assez considérable ; c'est un produit osseux qui forme de véritables tumeurs osseuses, ostéomes. On les rencontre le plus souvent dans la faux de la dure-mère et particulièrement dans cette partie de la faux qui s'insère à l'apophyse *crista galli*. Tandis qu'autrefois on leur accordait une très-grande importance dans un certain nombre de névroses, notamment l'épilepsie et la manie, on les a trop négligées dans ces derniers temps, et on a oublié que ces produits sont le résultat d'une irritation et qu'il fallait les considérer comme la dernière expression de la *pachyméningite ossifiante*. Ces exostoses méningées

1. H. Lebert, *Traité d'anat. path. gén. et spéc.*, t. II, p. 17.
2. Follin, *Bulletin de la Société anatomique*, t. XXV, p. 226.
3. Virchow, *Traité des tumeurs*, t. II, liv. i, p. 93.

peuvent avoir la plus grande ressemblance avec les exostoses de la surface interne du crâne. On les en distingue parce qu'elles sont toujours séparées de l'os par une couche fibreuse, lorsqu'elles appartiennent aux parties périphériques de la dure-mère. Leur caractère hétéroplastique se maintient, tandis que les ostéomes qui naissent de la partie périostique de la dure-mère se fusionnent de bonne heure avec l'os.

« Quoi qu'il en soit, il est très-intéressant d'observer combien il y a tendance à l'ossification de la dure-mère, surtout de la faux du cerveau. Ces ostéomes siégent sur la surface interne de la dure-mère comme s'ils y étaient accolés, et comme si c'était une production indépendante de cette membrane. Il faut une observation très-minutieuse pour reconnaître qu'ils sont constamment recouverts d'une couche fibreuse mince, dédoublement de la membrane, qui se comporte à la manière d'un périoste et qui est vasculaire.

« L'os de nouvelle formation est presque toujours plat ou plan-convexe; la surface libre est légèrement convexe et les bords vont en diminuant progressivement. Très-souvent ils se terminent en pointes très-fines. La substance osseuse est ordinairement compacte et composée de lamelles stratifiées traversées par un réseau vasculaire riche. Les parties environnantes de la dure-mère sont fréquemment recouvertes de pseudo-membranes vascularisées; la substance cérébrale correspondante porte une empreinte. »

En résumé, les opinions des divers auteurs que nous venons de rapporter nous permettent de constater les progrès de la science au sujet d'une lésion qui ne doit, pas plus que tant d'autres, échapper à l'attention de l'observateur. Nous verrons par les considérations qui suivent que cette lésion doit, avant tout, être regardée comme le produit d'une inflammation particulière de la dure-mère. Les recherches histologiques viennent confirmer cette opinion déjà émise par MM. CRUVEILHIER, RAYER et autres médecins distingués.

Formation. — Développement de l'ossification de la dure-mère.

Si l'on vient à considérer attentivement les particularités qui se rattachent à l'ossification de la dure-mère, on est naturellement amené à ne voir dans ces ossifications que le résultat d'une irritation portée à la surface même de cette membrane. La concrétion osseuse est là conséquence de ce travail morbide spécial qui se forme sur les différents points de la face interne de la dure-mère, et plus particulièrement de la faux qui en est le siége de prédilection.

L'observation microscopique nous permet de comprendre le mode de formation et d'assister, en quelque sorte, au mécanisme en vertu duquel cette transformation osseuse se produit.

La dure-mère est, on le sait, une membrane composée de plans fibreux dont les fibres enchevêtrées les unes dans les autres ne permettent aucune distinction à l'état normal. Dans certains cas pathologiques, comme on le remarque assez fréquemment chez les aliénés, il est possible d'observer cette séparation de la membrane en plusieurs feuillets. M. le docteur Christian, notre ancien collègue et ami, a observé que, si l'on fait alors glisser la dure-mère entre les doigts, on peut voir deux ou plusieurs plans fibreux réunis par un tissu cellulaire plus lâche. Les cellules plasmatiques y sont très-abondantes, dit-il, et leur siége de prédilection paraît être la face interne de la dure-mère[1].

Nous aurons l'occasion de voir que les cellules plasmatiques existent en grand nombre à la face interne du feuillet fibreux qui recouvre la concrétion osseuse. On peut les observer sous la forme étoilée qui leur est habituelle; elles se transforment directement en cellules osseuses en se revêtant de matière calcaire, comme cela a lieu particulièrement pour l'ossification du périoste chez le fœtus.

---

1. G. Christian, *Étude sur la pachyméningite hémorrhagique.* Strasbourg, 1864, Berger-Levrault.

Quelle que soit la forme sous laquelle se présente la concrétion osseuse, on peut y observer les éléments suivants : Elle est recouverte par une tunique fibreuse extrêmement mince qui tient par un pédicule à la face interne de la dure-mère et qui est constituée par son feuillet le plus superficiel. On remarquera à la face interne de cette tunique un très-grand nombre de cellules plasmatiques dont quelques-unes sont en voie d'ossification. Il y a donc lieu de la considérer comme la membrane prolifère, celle qui donne naissance à la concrétion osseuse. On peut, en effet, observer l'encroûtement calcaire et la transformation même des cellules plasmatiques en cellules osseuses dans les différents points du feuillet fibreux et de l'ostéome auquel il sert d'enveloppe.

La tumeur osseuse peut se présenter sous différentes formes, particulièrement sous celle de plaques; elle a une grande tendance à revêtir une sorte de cône à surface rugueuse. La tumeur est comme appendue au feuillet profond de la face interne de la dure-mère, dont il est facile de la détacher.

La face plane de l'ostéome, celle qui repose sur la face profonde de la dure-mère, est toujours aplatie; elle offre une couche osseuse compacte, plus ou moins épaisse, qui revêt tous les caractères d'un os à l'état parfait. La partie conique arrondie, recouverte par la tunique prolifère dont nous avons parlé plus haut, renferme un grand nombre de cavités médullaires; celles-ci contiennent un liquide rougeâtre, visqueux, dans lequel le microscope fait reconnaître un grand nombre de corpuscules graisseux. A la surface, la plaque se termine par des aspérités et quelquefois par des espèces d'épines. Les cavités médullaires que l'on remarque à l'extrémité conique de la plaque semblent indiquer la diminution même du travail de prolifération. Les cavités médullaires sont d'autant plus nombreuses et plus considérables que le travail morbide lui-même est arrivé à un état d'épuisement plus grand.

Il arrive quelquefois, lorsque la tumeur osseuse est considérable, qu'elle a, en quelque sorte, envahi tout le tissu fibreux interstitiel de

la dure-mère, particulièrement de la faux; elle présente alors de
chaque côté des aspérités recouvertes par une mince tunique fibreuse.
Il semble que, dans ce cas, la prolifération s'est faite par les deux côtés
de la faux. Ce sont véritablement deux tumeurs dont les faces aplaties
et profondes viennent s'adosser l'une contre l'autre, au lieu d'être appendues aux parois mêmes de la dure-mère.

Le plan fibreux profond auquel est accolée la plaque osseuse ne présente à l'observation rien de particulier. La séparation entre le tissu
fibreux et l'os y est nettement accusée, ce qui est le contraire, nous
l'avons vu, pour le feuillet fibreux qui sert d'enveloppe et qui est le
siége de la prolifération.

M. le professeur MOREL, dont on connaît les importants travaux, a
bien voulu nous aider dans cette étude histologique. Voici sur ce sujet
le résumé de ses observations :

« Les concrétions situées dans l'épaisseur de la dure-mère sont ma-
nifestement osseuses. En effet, lorsqu'on examine une lamelle très-
mince détachée de ses produits pathologiques, on y trouve les corpuscules caractéristiques et même les canaux de HAVERS.

« En opérant des coupes comprenant, avec la substance osseuse, les
parties correspondantes de la dure-mère, on constate que le produit
se développe dans l'épaisseur même de cette membrane.

« La substance osseuse prend naissance dans la couche superficielle
d'une des faces de la faux du cerveau; tantôt l'ossification se fait en
masse compacte, tantôt en forme réticulée, épineuse. Cette seconde
forme tient à la disposition des faisceaux fibreux de la dure-mère de
chaque côté du sinus longitudinal supérieur.

« La transformation de la dure-mère en os s'opère d'après le même
mécanisme que l'ossification du périoste chez le fœtus.

« Ce travail pathologique est le résultat de l'irritation de certains
points de la dure-mère.

« La section en lamelle de l'os nouveau fait voir une structure semblable à celle des os de la voûte du crâne. » (Voir fig. A.)

3

En résumé, l'ossification de la dure-mère est la conséquence d'une véritable irritation portée sur les différents points de cette membrane. C'est l'opinion des observateurs modernes : Rokitanski, Lebert, Virchow, M. Morel, etc. Son développement histologique l'indique d'une manière évidente.

Cette altération caractérise donc réellement une forme particulière d'inflammation de la dure-mère que l'on peut justement désigner sous le nom de Pachyméningite osseuse. On comprend que c'est surtout chez les individus atteints d'aliénation chronique que l'on doive rencontrer les causes d'irritation qui en favorisent le développement.

Quelques auteurs avaient pensé que l'ossification de la dure-mère devait être considérée comme une sorte de dégénérescence osseuse, telle qu'on l'observe par suite des progrès de l'âge. Nous ne chercherons point à réfuter longuement cette opinion. Nous l'avons vu, le mode de formation de ces tumeurs, leur développement histologique éloignent toute idée d'une semblable dégénérescence; il n'existe là rien de pareil à ces dépôts calcaires qui constitue l'état athéromateux des vaisseaux que l'on rencontre chez les vieillards. Le produit osseux, parfaitement organisé, se fait directement, spontanément, sans passer par d'autres métamorphoses telles que l'état cartilagineux; le travail morbide donne lieu à une prolifération de cellules plasmatiques qui passent rapidement à l'état osseux.

C'est dans la force même de l'âge, entre 30 et 40 ans, qu'on observe le plus grand nombre d'ossifications. Nous avons même pu en rencontrer un exemple chez un épileptique âgé seulement de 18 ans. La vieillesse, sans doute, ne met pas à l'abri de cette forme d'affection; ce que nous voulons établir, c'est qu'elle ne doit pas être considérée comme une cause prédisposante. Chez les vieillards comme chez les adultes, il faut qu'une irritation particulière soit portée sur la dure-mère pour que la pachyméningite osseuse se forme, comme cela a lieu, du reste, pour celles que l'on a décrites sous le nom de pachyméningîte membraneuse et hémorrhagique et dont M. le docteur Christian a résumé les caractères principaux dans un important travail.

Ce sont surtout les affections cérébrales qui s'accompagnent ou qui donnent lieu à des attaques répétées de congestion, telles que l'épilepsie, la paralysie générale et autres, qui doivent être considérées comme une cause prédisposante de cette affection.

Comment se fait-il que, dans un cas, l'irritation donne lieu à une concrétion osseuse qui prend naissance dans le tissu interstitiel de la dure-mère, tandis que, dans l'autre, elle donne lieu à la production d'une néo-membrane qui vient s'organiser à la surface même de la dure-mère? C'est là un problème qu'il ne nous est pas possible de résoudre. Ce que l'on peut constater, c'est que, dans quelques exemples assez rares, du reste, on observe à la fois la coïncidence des deux formes de pachyméningite.

Forme des ossifications. — Siége.

Nous avons vu que les ossifications pouvaient revêtir des formes diverses; nous adopterons la division proposée par M. Cruveilhier, et nous admettrons la forme granuleuse, la forme en aiguilles et la forme en plaques. Ce sont surtout ces deux dernières que l'on observe le plus fréquemment.

1° *Plaques.* — Ce sont des masses osseuses; une de leurs surfaces, celle accolée à la dure-mère, est plane; l'autre, libre, est bosselée et mamelonnée. L'épaisseur de ces plaques est beaucoup plus considérable au centre que sur les bords; ceux-ci se terminent en s'amincissant au point de devenir quelquefois tranchants; ils sont ordinairement dentelés, étoilés, irréguliers; quelquefois arrondis en forme de croissant. La plaque la plus considérable que nous ayons rencontrée (chez un épileptique) avait 8 centimètres de longueur, 18 millimètres de largeur et 7 millimètres dans sa plus grande épaisseur. Nous en avons trouvé une autre qui mesurait 15 millimètres d'épaisseur.

2° *Aiguilles.* — Espèces de filaments osseux isolés ou irrégulièrement entremêlés, ordinairement à extrémités très-pointues. Leur épaisseur varie d'un fil ordinaire à celle d'un cheveu. Elles forment souvent des faisceaux qui présentent un volume variable, beaucoup moindre toutefois que celui des plaques. Nous avons rencontré un faisceau d'aiguilles qui mesurait 45 millimètres de long.

3° *Granulations.* — Les granulations présentent de petits corpuscules osseux, arrondis, ayant la forme et le volume d'un grain de mil à celui d'un grain de chènevis. On les rencontre toujours à l'état isolé. Nous avons observé dans un cas trois granulations situées l'une près de l'autre et formant comme une espèce de pied de chèvre. On en trouve également sur la faux et sur la dure-mère.

C'est la faux de la dure-mère qui paraît être le siége de prédilection des ossifications. Sur les 64 observations que nous rapportons plus loin, nous avons rencontré 88 ossifications de diverses formes sur la faux même de la dure-mère, et 39 sur les différentes autres parties de cette membrane. La forme en plaque est évidemment celle qui se présente le plus fréquemment. Nous avons trouvé sous ce rapport les chiffres suivants :

Plaques	65
Aiguilles	35
Granulations.	27
Total. . . .	127

Les granulations sont la forme la plus rare des ostéomes de la dure-mère. C'est chez les individus atteints de manie ou d'épilepsie qu'on rencontre le plus souvent les ossifications en aiguilles. Les ossifications s'observent surtout au côté gauche de la faux. Ainsi, on trouve 55 ossifications à gauche et 22 à droite. Les plaques se développent particulièrement sur la faux; nous en trouvons, en effet, 51 sur ce repli, tandis qu'il n'en existe que 14 sur les autres parties de la dure-mère. Nous les avons rencontrées 30 fois du côté gauche, 10 du côté droit, et 11 se sont développées dans l'épaisseur même. Enfin 9 fois l'ossification siégeait sur le bord libre de la faux.

Les ossifications qui se développent sur la dure-mère sont d'ordinaire placées dans le voisinage du sinus longitudinal supérieur, ou sur le côté du sinus lui-même.

Des ossifications de la dure-mère chez les aliénés.

Les ossifications de la dure-mère ont été observées chez des personnes non aliénées et chez lesquelles on n'avait remarqué, pendant leur vie, aucun symptôme qui pût faire soupçonner la présence de la production osseuse à la surface du cerveau. M. VELPEAU en cite un exemple remarquable que nous avons rapporté dans la partie historique de ce travail.

Mais c'est incontestablement chez les aliénés que l'on rencontre le plus grand nombre d'exemples de cette altération particulière. « On trouve, dit notre excellent et savant maître, M. le professeur agrégé DAGONET[1], chez un certain nombre de malades des noyaux d'ossification de volume et de forme variables, ayant pour siége les replis de la dure-mère; ils se rencontrent le plus souvent dans la faux ou dans son voisinage. Quelquefois ces ossifications sont assez considérables pour déterminer une véritable irritation; elles se présentent, dans quelques cas, sous la forme d'une épine très-aiguë, et, dans certaines circonstances, elles ont donné lieu à une inflammation plus ou moins étendue de la partie correspondante du tissu cérébral.

« On les trouve dans environ le quinzième des autopsies; elles se

1. DAGONET, *Traité des maladies mentales*, p. 170 à 171.

remarquent dans les formes d'aliénation les plus diverses. Toutefois, on les observe plus fréquemment chez les individus atteints de démence, de paralysie générale, et surtout de folie épileptique; leur siége habituel est la faux de la dure-mère à laquelle elles sont comme appendues, surtout en avant, et, chose remarquable, on les rencontre presque constamment sur la paroi gauche de ce repli de la dure-mère. »

M. PARCHAPPE[1], dans ses *Recherches sur l'Encéphale*, cite un compte rendu de BERTOLINI qui aurait trouvé, sur 77 autopsies faites pendant l'année, 10 fois *l'induration* de la faux (?).

Dans ses recherches nécroscopiques, sur 166 cas de mélancolie, ESQUIROL a constaté 3 fois des points d'ossification adhérents à la faux[2].

Pour notre part, nous avons trouvé, sur 625 autopsies faites de juin 1859 à janvier 1866, 64 ossifications de la dure-mère, qui se répartissent de la manière suivante, d'après les formes mêmes de l'aliénation.

	Autopsies.		Totaux.	Ossifications.		Totaux.	Proportion pour 100.
	H.	F.		H.	F.		
Monomanie.	5	1	6	»	»	»	
Lypémanie.	47	58	105	6	9	15	13 %
Manie	74	80	154	7	5	12	7 %
Paralysie générale	118	22	140	11	1	12	9 %
Démence.	74	58	132	7	6	13	9 %
Épilepsie.	47	17	64	10	1	11	17 %
Imbécillité. — Idiotie . .	13	11	24	1	»	1	»
Total	378	247	625	42	22	64	10%-H. 11%-F. 8%

En résumé, le rapport des ossifications aux autopsies d'individus atteints d'aliénation mentale est de 1 sur 10.

C'est dans l'épilepsie qu'on la rencontre le plus fréquemment, puis

---

1. PARCHAPPE, 2e mémoire, 1835.
2. PARCHAPPE, *op. cit.*, p. 139.

dans la lypémanie; la paralysie générale vient en troisième lieu avec la démence pour la fréquence.

L'âge nous a donné les résultats suivants :

De 20 à 30 ans. . . .	4	ossifications.
De 30 à 40 ans. . . .	18	—
De 40 à 50 ans. . . .	17	—
De 50 à 60 ans. . . .	14	—
De 60 à 70 ans. . . .	8	—
De 70 à 80 ans. . . .	3	—

La prédominance est surtout marquée du côté des hommes, où l'on remarque la proportion de 42:22, soit les $^2/_3$ du chiffre total.

On sait que l'homme est plus souvent que la femme atteint de congestion cérébrale, et, par suite, d'irritation des méninges qui en est une conséquence naturelle. Les affections telles que l'épilepsie, quelques formes de lypémanie, sont par elles-mêmes une cause fréquente de stase sanguine, de congestion plus ou moins passive; elles doivent, par conséquent, exercer une influence puissante sur le développement des productions méningitiques.

Nous noterons, pour ce qui concerne les formes d'aliénation mentale dans lesquelles les ossifications ont été rencontrées, les particularités suivantes.

Lypémanie. — La lypémanie est la forme d'aliénation qui a prédominé; c'est surtout cette variété du délire dépressif qui s'exprime par des angoisses, des terreurs plus ou moins violentes et que l'on désigne sous les différents noms de lypémanie panophobe, anxieuse, pneumo-mélancolie. Les malades de cette catégorie restent sous l'influence de terreurs continuelles, et l'on comprend que cet état d'oppression entretienne une congestion cérébrale d'une manière plus ou moins permanente. Les aberrations qui dominent les malades sous l'influence de pareilles préoccupations présentent, en effet, le tableau le plus émouvant. C'est la crainte de se voir voler un bien souvent imaginaire, la frayeur d'assassins prêts à vous ôter la vie, la peur de la guillotine qui doit faire expier des crimes également imaginaires, etc. L'un de nos malades, qui se croit syphilitique, craint de propager cette maladie autour de lui. Tel est le cortége habituel des symptômes qui caractérisent le délire des malades atteints de cette forme d'aliénation.

Chez une malade, la lypémanie se compliquait d'un état de stupeur; chez une autre, elle revêtait une forme érotique. D'une grande irritabilité, cette fille croyait voir autour d'elle des personnes hostiles cherchant sans cesse à entraver ses projets de mariage.

Chez 7 de ces malades, il a été possible de constater une céphalalgie plus ou moins violente et plus ou moins persistante, avant le développement de l'aliénation mentale. Des renseignements insuffisants ont empêché de savoir si, pour les autres, il y avait eu ou non céphalalgie.

Dans tous les cas on a trouvé à l'autopsie l'injection des méninges, quelquefois l'opacité, l'infiltration de ces membranes et l'injection du cerveau, avec tendance au ramollissement quelquefois. Dans aucun de ces différents cas, il n'y a eu ni contracture, ni convulsions.

L'affection mentale remontait chez ces différents malades à plusieurs années. Dans un cas seulement, l'ossification de la dure-mère s'accompagnait d'une néo-membrane.

Manie. — Nous avons rencontré 12 ossifications de la dure-mère chez des individus atteints de manie. Tous ces malades étaient atteints d'affection ancienne, ou avaient éprouvé plusieurs récidives de leur maladie. A l'autopsie, on a rencontré une injection plus ou moins prononcée des membranes et la congestion cérébrale. Deux avaient succombé à une hémorrhagie cérébrale. Chez un malade atteint de manie chronique et sujet à des accès d'agitation violente, il existait une néomembrane tapissant la face interne de la dure-mère, du côté gauche.

Paralysie générale. — C'est une affection qui atteint surtout les hommes. Nous trouvons, en effet, 118 autopsies de paralytiques hommes et 22 femmes. Ce résultat statistique est constaté par différents observateurs. La congestion cérébrale joue dans la paralysie générale un rôle considérable. Ce sont, le plus souvent, des attaques de congestion qui préludent au développement des accidents ultérieurs qui caractérisent la paralysie. Aussi, rien d'étonnant si nous rencontrons à l'autopsie les lésions qui sont le caractère de cette maladie : l'injection, l'œdème, l'épaississement des membranes et les adhérences de ces membranes. On sait, du reste, que la paralysie générale se lie à l'état subinflammatoire de la substance corticale, et consécutivement de ses enveloppes. Chez deux de ces malades, il y a eu coïncidence d'une néo-membrane tapissant une étendue assez considérable de la face interne de la dure-mère.

Dix individus atteints de paralysie générale étaient âgés de moins de 50 ans; deux seulement avaient de 50 à 60 ans.

Démence. — La démence est, on le sait, la conséquence des lésions organiques les plus variées et plus ou moins graves du cerveau. Elle est aussi une des affections qui s'accompagnent le plus fréquemment de congestion cérébrale. Un certain nombre de malades considérés comme déments doivent, d'ailleurs, rentrer dans la catégorie des individus atteints de paralysie générale, dont les caractères mal dessinés n'ont pas permis d'affirmer nettement le diagnostic différentiel. Chez un seul dément, il a été possible de constater des maux de tête qui, pendant longtemps, avaient présidé au développement de la maladie. Il existait, chez une femme démente, une néo-membrane d'une certaine étendue tapissant la face interne de la dure-mère.

La plupart de ces malades ont également succombé à un âge peu avancé; on a observé, à l'autopsie, les signes d'une congestion plus ou moins ancienne.

Épilepsie. — C'est surtout chez les épileptiques que la proportion s'est montrée considérable. Dix hommes et une femme seulement ont présenté cette altération de la dure-mère. C'est, par conséquent, sur les 47 autopsies d'épileptiques hommes une proportion de plus de ¼ p. 100.

Cette proportion assez forte chez les épileptiques est une des preuves les plus manifestes du rôle important que joue la congestion cérébrale dans le développement de cette forme de pachyméningite. Les attaques épileptiques, comme on le sait, donnent lieu à des atteintes de congestions répétées qui persistent chaque fois plus ou moins longtemps après l'attaque convulsive, et qui donnent lieu à cet état comateux et à cette physionomie empreinte d'hébétude si caractéristique chez les épileptiques. C'est une des causes puissantes de la démence consécutive qu'on observe chez ces malades. On sait aussi que, lorsque la congestion devient active, irritante, méningitique, en quelque sorte, elle donne lieu à des accès maniaques violents, à physionomie spéciale et avec perte absolue de la mémoire pendant la durée de l'agitation. C'est chez les épileptiques qu'on rencontre les lésions crâniennes et méningitiques les plus variées et les ossifications les plus considérables.

Symptomatologie.

Il serait difficile d'entrer dans des considérations de quelque importance pour ce qui concerne la symptomatologie de cette affection. Il nous est impossible, en effet, dans l'état actuel de la science, d'assigner des symptômes propres à cette maladie. Tout au plus peut-on entrevoir quelques signes qui semblent être comme une sorte de présomption et indiquer un état d'irritation portée à la surface des membranes.

La céphalalgie est, de tous les symptômes, celui qui a été accusé le plus fréquemment. Ceux de nos malades qui ont pu donner quelques éclaircissements sur la marche de leur affection ont nettement indiqué ce symptôme. C'est ce que nous voyons particulièrement par les individus atteints de lypémanie chez lesquels il est possible d'obtenir certaines explications, surtout lorsqu'on les interroge en dehors de leurs aberrations délirantes.

La céphalalgie est, sans doute, un symptôme qui appartient à des affections cérébrales de divers ordres; mais, lorsqu'elle ne se rattache pas à une migraine, lorsqu'elle n'accompagne pas certaines névroses ayant, comme celle-ci, un caractère de mobilité; lorsqu'elle est, au contraire, persistante, tenace et, jusqu'à un certain point, localisée, on ne saurait méconnaître une irritation portée sur les méninges et qui peut avoir pour conséquence la production d'une pachyméningite osseuse. Sans doute la céphalalgie est le symptôme ordinaire des tumeurs crâniennes, mais celles-ci donnent lieu, en outre, à des symptômes de compression cérébrale qui n'existent pas dans le cas d'ossification.

On concevra, du reste, que la céphalalgie soit en rapport avec la forme d'irritation et l'étendue du travail qui donne naissance à l'ostéome. Une fois ce travail achevé, quand l'ostéome est arrivé à son développement complet, il est naturel de supposer que la céphalalgie disparaît en même temps que l'irritation dont elle dépend.

L'ossification donne souvent lieu à une dépression de la région correspondante du cerveau. Il peut en résulter une véritable compression, mais celle-ci est ordinairement fort limitée.

Elle peut même ulcérer la substance cérébrale, comme cela a lieu lorsque l'ossification se présente sous forme d'épines, et, chose remarquable, aucun symptôme ne vient faire soupçonner cette complication. Dans quelques cas rares, elle a pu être le point de départ d'une encéphalite qui s'est terminée par suppuration.

On peut redouter la formation et la production d'une pachyméningite osseuse ou néo-membraneuse dans les affections mentales chroniques qui déterminent surtout des accès répétés de congestion cérébrale.

Nous avons vu que la lypémanie qui s'accompagne de terreurs, d'angoisses, celle que l'on a désignée sous le nom de panophobie, présente, toute proportion gardée, le plus grand nombre d'exemples d'ossification.

Les symptômes qui caractérisent les formes chroniques de la folie, l'affaiblissement de l'intelligence, la stupeur, le coma et les convulsions ne sauraient être considérés comme devant se rattacher à la présence d'ossifications; celles-ci ne sont jamais assez considérables, nous l'avons dit, pour exercer une compression très-étendue de l'organe cérébral et déterminer, par la suite, ce cortége d'accidents cérébraux qui caractérisent particulièrement les tumeurs ou les épanchements méningitiques. Aucun trouble fonctionnel ne vient accuser la présence de l'ostéome.

Étiologie.

Il nous reste à examiner les conditions étiologiques dans lesquelles se produisent les ossifications de la dure-mère. Les causes qui viennent favoriser le développement de la pachyméningite membraneuse nous paraissent être aussi celles qui déterminent la formation de la pachyméningite osseuse.

Les particularités qui se rattachent à cette maladie, et que nous avons rapidement examinées, doivent, nous le croyons, la faire considérer comme le résultat d'une irritation portée à la surface de la dure-mère.

Toutes les circonstances qui viendront agir dans ce sens seront autant de circonstances favorables à la production de l'ostéome. La congestion cérébrale répétée nous semble être une des causes les plus actives.

Ce sont, en effet, les formes chroniques de l'aliénation dans lesquelles on rencontre le plus fréquemment la pachyméningite osseuse, celles surtout qui s'accompagnent particulièrement de congestions passives, ou d'attaques répétées de congestion cérébrale.

La lypémanie, qui est suivie de terreurs et d'angoisses et qui semble, en quelque sorte, entraîner à sa suite le ralentissement de la circulation du cerveau, est aussi celle dans laquelle on rencontre le plus souvent les ossifications de la dure-mère. La paralysie générale et la démence accompagnées si fréquemment d'attaques congestives, et surtout l'épilepsie qui donne lieu, on le sait, à des accès répétés de congestion, présentent des ossifications de la dure-mère dans la proportion relativement considérable de 17 p. 100.

On ne saurait donc nier que la congestion cérébrale ne joue un rôle très-important dans la production de cette lésion, mais surtout cette forme de congestion qui se répète fréquemment, qui est le résultat du trouble nerveux et qui a pour conséquence l'irritation des méninges.

Il nous faudrait examiner ici comment, et en vertu de quel mécanisme, les diverses formes d'aliénation mentale viennent agir sur les méninges d'abord, sur la dure-mère ensuite. C'est un problème qui nous paraît difficile à résoudre dans l'état actuel de la science. Tout ce que l'expérience semble démontrer, c'est que certaines formes d'aliénation mentale sont suivies de symptômes qui se rattachent d'une manière manifeste à un ralentissement de la circulation cérébrale et à une véritable stase.

Tels sont les phénomènes qui caractérisent la stupeur chez une catégorie de lypémaniaques et la lenteur de la conception qu'on remarque chez d'autres aliénés; ces phénomènes disparaissent au fur et à mesure que se dissipent l'injection de la face et l'état cyanotique qui impriment à la physionomie de ces individus une expression toute particulière. Telle est, entre autres, cette singulière affection toute spéciale aux aliénés que l'on a décrite sous le nom de tumeur sanguine de l'oreille, et qui est évidemment sous la dépendance d'un obstacle à la circulation cérébrale.

Nous n'avons pas à examiner dans quelles conditions l'aliénation mentale vient à déterminer cette entrave à la circulation cérébrale. Tout ce que nous voulons constater, c'est qu'elle est une des causes déterminantes les plus efficaces du développement des ossifications de la dure-mère.

Existe-t-il en dehors de l'aliénation mentale des causes déterminantes spéciales? Pour notre part, nous n'en connaissons point; les exemples que nous avons recueillis ne sont pas assez nombreux et nos observations personnelles ne nous permettent pas de nous prononcer à ce sujet. Sans doute, quelques auteurs ont signalé des faits d'ossification chez des individus non aliénés, mais il nous est impossible de nous rendre compte des conditions dans lesquelles ces ossifications de la dure-mère se sont produites, et, jusqu'à présent, l'histoire de cette altération ne nous paraît pas avoir été faite d'une manière assez complète pour qu'on puisse en tirer une conclusion définitive.

Nous avons vu que la vieillesse n'est pas une cause prédisposante à cette maladie, quoiqu'on l'observe également chez des individus arrivés à un âge avancé. En effet, c'est entre 30 et 40 ans qu'on a pu en rencontrer les exemples les plus nombreux. Nous devons aussi faire remarquer que c'est également à cet âge que se rencontrent les exemples les plus nombreux d'aliénation mentale.

L'homme, ainsi que nous l'avons démontré, y est plus sujet que la femme dans une proportion de 2 à 3; cela tient à ce que l'homme est plus particulièrement prédisposé aux atteintes de congestion cérébrale. Nous croyons que le traumatisme ne serait pas sans influence sur le développement de la pachyméningite osseuse. L'observation rapportée par M. Rayer nous paraît être un exemple des plus frappants. On put constater, chez un individu qui avait eu le crâne entièrement perforé par un coup de sabre, une ossification de la dure-mère dans la direction même de la plaie pénétrante.

Les chutes sur la tête qui ne sont pas accompagnées d'une perforation du crâne ne nous semblent point devoir être considérées comme une cause traumatique suffisante pour déterminer le développement de l'ossification de la dure-mère.

La syphilis peut-elle, par elle-même, lui donner naissance? Cela nous paraît hors de doute. La science nous fournit des exemples authentiques de l'influence directe exercée par une affection syphilitique sur la dure-mère, de même qu'elle détermine une action manifeste sur le crâne et le périoste. Nous n'avons pas à examiner les faits recueillis à ce sujet par différents auteurs; nous nous bornerons à rapporter les observations consignées dans l'ouvrage de MM. GROS et LANCEREAUX [1]. Ils citent, entre autres (p. 286), l'exemple intéressant d'un malade qui avait éprouvé à plusieurs reprises des symptômes syphilitiques. Depuis un an, il ressentait de vives douleurs dans les fosses nasales; il s'en était suivi un écoulement de sang et de pus par les narines, entraînant des portions d'os nécrosé, avec céphalalgie violente, gravative continuelle. Une amélioration momentanée était survenue sous l'influence du traitement mercuriel auquel on l'avait soumis, lorsqu'il mourut subitement après quelques mouvements convulsifs. A l'autopsie, on trouva la carie et la destruction de plusieurs os de la face et de l'ethmoïde; dans le voisinage de l'apophyse *crista galli*, la dure-mère était fortement adhérente; près de l'orbite, elle était épaissie et recouverte de granulations osseuses.

Ces auteurs admettent que, sous l'influence de l'action sourde de la syphilis, surtout de la syphilis tertiaire, il peut résulter des lésions diverses du crâne et consécutivement une irritation des méninges qui elle-même peut avoir pour conséquence des productions cartilagineuses et osseuses.

La carie des os du crâne, disent-ils, menace gravement la vie des malades, et, le plus souvent, l'extension du travail inflammatoire aux enveloppes cérébrales et au cerveau lui-même amène une mort rapide. D'après VIDAL (de Cassis), l'indisposition la plus légère suffirait dans ce cas pour entraîner la mort par encéphalite [2].

---

1. GROS et LANCEREAUX, *Des affections nerveuses syphilitiques*, p. 386.
2. GROS et LANCEREAUX, *op. cit.*, p. 399.

Pronostic. — Traitement.

On comprend que, pour une affection aussi obscure que celle sur laquelle nous avons essayé d'appeler l'attention, nous ayons peu de choses à dire sur le pronostic et sur le traitement.

Le pronostic ne saurait être que bien rarement mis en question, puisque, pendant la vie, il est à peu près impossible de reconnaître la présence de l'ossification de la dure-mère. Cette lésion est d'ailleurs placée sous la dépendance des causes mêmes qui lui donnent naissance. Elle ne saurait, qu'exceptionnellement, présenter par elle-même une gravité particulière. Si ces causes viennent à disparaître, il est naturel de supposer que le travail d'irritation méningitique peut également cesser. A moins qu'elles n'aient acquis un développement considérable, elles ne nous paraissent pas devoir gêner d'une manière notable les fonctions nerveuses, et il nous a paru que la compression qu'elles peuvent exercer sur le cerveau est insignifiante. Ainsi que nous l'avons déjà dit, elles ont pu être considérées, dans quelques circonstances où elles se reproduisent sous la forme d'aiguilles, comme une cause incessante d'irritation. Dans quelques cas même, elles ont évidemment déterminé l'érosion de la région correspondante du cerveau, et elles ont dû être regardées comme ayant été le point de départ d'une encéphalite consécutive.

Quant au traitement, on conçoit que nous soyons obligé de nous renfermer dans une réserve absolue. Faire disparaître la cause est évidemment le moyen de s'opposer au développement consécutif de l'ossification; chercher à guérir le plus tôt possible les formes aiguës de l'aliénation qui peuvent déterminer la congestion et l'irritation méningitique, telle est la première indication à remplir. Une fois l'ossification développée, nous ne croyons pas qu'il soit possible de la faire disparaître par un traitement purement médical, dans le cas même où l'on pourrait en supposer l'existence.

Nous n'avons pas besoin d'ajouter que, si l'on soupçonne l'influence d'une syphilis tertiaire, il sera utile de recourir au traitement spécifique, et particulièrement à l'iodure de potassium.

En résumant les considérations dans lesquelles nous sommes entré, nous croyons être autorisé à poser cette conclusion que les ossifications de la dure-mère doivent être regardées comme le produit d'une inflammation portée à la surface même de la dure-mère et comme un mode d'inflammation particulier de cette membrane; que c'est, par conséquent, une forme de pachyméningite que l'on pourrait justement désigner sous le nom de pachyméningite osseuse.

Nous pensons aussi, et nous aimons à croire que les observations que nous avons recueillies, suffiront amplement à démontrer que la pachyméningite osseuse se rencontre surtout, et dans une proportion relativement fréquente, dans les différentes formes de l'aliénation mentale. Nous nous bornerons à résumer succinctement dans la dernière partie de notre travail, pour ne pas l'étendre outre mesure, les cas dans lesquels nous avons rencontré ces ossifications morbides.

Observations.

Épilepsie.

1re OBSERVATION. — B..., George, âgé de 37 ans, arrivé à Stéphansfeld, le 23 septembre 1859, mort de phthisie pulmonaire, le 18 décembre 1860. Ce malade, très-irritable, aliéné depuis trois ans, était dominé par des idées d'orgueil et de vanité. Il était sujet à de fréquentes attaques d'épilepsie. A la suite de ces attaques, il était pris d'accès de délire furieux qui le rendaient dangereux pour son entourage. Il se plaignait souvent de céphalalgie frontale.

Autopsie. — Les os du crâne présentent à la région frontale un épaississement anormal. La dure-mère est épaissie et crie sous les ciseaux. La faux de cette membrane renferme entre ses lames une ossification qui s'étend depuis la tente du cervelet jusqu'à l'apophyse *crista galli.*

Cette ossification est bosselée. à la partie antérieure, tranchante à sa partie postérieure et a envahi toute la faux dans l'étendue indiquée plus haut. Son relief est bien plus marqué du côté gauche que du côté droit, en avant; mais en arrière c'est l'inverse, sans toutefois avoir laissé la moindre trace de son existence sur la région correspondante de l'hémisphère cérébral adjacent. L'ossification suit le sinus longitudinal supérieur et s'étend en bas jusqu'au bord libre de la faux, en avant de cette membrane, tandis que, par des bords irréguliers, elle s'effile en arrière en quittant le sinus pour se terminer en pointe vers la tente du cervelet; cette plaque osseuse mesure $0^m,08$ de longueur sur $0^m,018$ de largeur; l'épaisseur varie de $0^m,002$ à $0^m,007$.

En arrière de cette large ossification s'en trouve une seconde enchâssée également entre les lames de la faux, de la grosseur d'une aveline, présentant aussi la forme en plaques. Les méninges sont injectées et légèrement épaissies. La substance grise paraît ramollie et se laisse facilement décaper. Lorsqu'on découvre le centre ovale de VIEUSSENS, on voit les couches optiques proéminer fortement au-dessus de ce centre. A l'ouverture des ventricules latéraux et après avoir replié la voûte en arrière, on trouve les couches optiques très-rapprochées, et formant chacune un cône à base large et à sommet en pain de sucre. Elles sont ramollies ainsi que les corps striés, et particulièrement la partie postérieure du corps calleux qui est presque diffluente. Tout le parenchyme cérébral offre un degré avancé de ramollissement. La substance blanche se colle à la lame du couteau. Le cervelet est ramolli au même degré. (Voir la planche, fig. 1.)

2e OBSERVATION. — M..., Joseph, âgé de 38 ans, entré à l'asile le 25 avril 1857, où il succomba, le 9 avril 1859, par suite d'entérite aiguë. Ce malade était sujet à de rares, mais fortes attaques d'épilepsie. Son intelligence s'était affaiblie. Il avait des époques assez prolongées de calme parfait; mais, à la moindre excitation, ou par suite d'un écart de régime, il était pris de folie furieuse avec tendance à l'homicide.

Habituellement irritable, de temps à autre, on voyait survenir chez lui des accès d'agitation maniaque sous l'influence probable d'attaques d'épilepsie.

Autopsie. — A l'incision de la dure-mère, il s'écoule une légère quantité de sérosité. A la surface interne de cette membrane, on trouve implantés, à la partie supérieure et un peu à gauche du sinus longitudinal, deux noyaux d'ossification. Le premier, situé à $0^m,08$ de l'apophyse *crista galli,* présente une forme allongée, filiforme, cylindrique, d'une longueur de $0^m,01$ sur $0^m,002$ de largeur. Le second présente aussi la forme en aiguille; beaucoup plus petit que le premier, il mesure $0^m,007$ de longueur sur $0^m,003$ de large. A la face pariétale de la dure-mère, on ne remarque aucune trace de la présence de ces produits morbides. Les méninges sont épaissies, opaques et présentent à toute leur surface une teinte opaline. La pie-mère, rouge, est également infiltrée de sérosité. Le parenchyme cérébral paraît ramolli.

3e OBSERVATION. — S..., Henri, âgé de 54 ans, mort de congestion pulmonaire, le 11 mai 1863. Ce malade, atteint d'attaques d'épilepsie fréquentes et très-intenses, était sujet à des accès d'agitation maniaque d'une durée variable (trois ou quatre jours). Dans les derniers temps était survenu un affaiblissement très-marqué de l'intelligence. Ce malade était aliéné depuis un grand nombre d'années.

Autopsie. — Les parois du crâne sont asymétriques ; la suture longitudinale s'incline fortement d'avant en arrière et de droite à gauche. La base du crâne présente un volume beaucoup moins considérable à droite qu'à gauche. Les fosses antérieures et postérieures sont plus petites à droite qu'à gauche. A l'incision de la dure-mère, il s'écoule une grande quantité de sérosité. A la partie moyenne de la faux du cerveau, existe un noyau d'ossification très-volumineux de la forme en aiguille dont les différentes ramifications s'enchevêtrent de manière à former un réseau très-compacte, surtout vers le centre de l'ossification. Sa longueur est de $0^m,045$, sa largeur de $0^m,015$; l'épaisseur varie du centre, où elle mesure $0^m,002$, vers les bords où elle se termine en pointes très-fines. A $0^m,02$ en arrière de la première, et du même côté de la faux, accolée contre le sinus longitudinal, on trouve une deuxième ossification aussi en aiguille, d'une largeur de $0^m,002$ sur $0^m,001$ d'épaisseur et $0^m,002$ de longueur.

Du côté droit de la faux partant du niveau du tiers postérieur du sinus longitudinal et allant jusqu'à la tente du cervelet, se rencontrent une vingtaine d'aiguilles de différente grosseur placées parallèlement. L'hémisphère cérébral droit est considérablement atrophié; il est fortement déprimé à sa partie moyenne; le lobe antérieur a, en quelque sorte, disparu. Le ventricule de ce côté ne forme plus qu'une vaste poche dont les parois sont épaisses, résistantes et offrent à leur surface un grand nombre de fines granulations. L'hémisphère droit se trouve ainsi réduit à une lamelle. L'hémisphère gauche est consistant; le ventricule de ce côté est également dilaté, mais moins que celui de droite. Le cervelet est asymétrique; le lobe cérébelleux gauche, atrophié et induré. La moelle épinière est ramollie à sa région dorsale. (Voir la planche, fig. 4.)

4e Observation. — G..., Guillaume, âgé de 37 ans, mort de pneumonie le 15 février 1861. Ce malade, épileptique depuis son enfance, était très-irritable et sujet à de violents accès d'agitation maniaque.

Autopsie. — Les os du crâne sont épaissis; la dure-mère est injectée. Il existe, à gauche de la faux de la dure-mère, deux ossifications, une petite et l'autre du volume d'une forte noisette de 0^m,012 de longueur, sur 0^m,006 de large et 0^m,003 d'épaisseur, bosselée à sa surface libre et plane à sa face adhérente à la dure-mère. Ces deux ossifications sont implantées dans la substance cérébrale même, à la partie moyenne du bord supérieur de l'hémisphère gauche. La substance cérébrale adhère à cette petite tumeur. Lorsqu'on l'a enlevée, il reste alors une dépression profonde dans laquelle on pourrait loger une petite noix. Il n'existe, du reste, autour de cette cavité, aucune trace d'inflammation. L'arachnoïde est injectée et paraît comme desséchée; elle se laisse difficilement détacher de la substance corticale dont on enlève en même temps quelques lambeaux. Le cerveau est, en général, ramolli. Ce ramollissement est plus prononcé aux corps striés et aux corps calleux. Le cervelet est également injecté. La moelle est ramollie dans toute son étendue et diffluente à la partie moyenne de la région dorsale.

5e Observation. — C..., Jean-Baptiste, âgé de 18 ans, entré à l'asile le 20 avril 1860, mort de congestion cérébrale le 2 juin 1860. Ce jeune homme, d'une bonne constitution et de tempérament sanguin, était sujet, depuis l'âge de 5 ans, à de fréquentes attaques d'épilepsie. Il se plaignait habituellement de céphalalgie. A la suite de ces attaques, il devenait violent et refusait toute espèce d'aliments, croyant qu'on cherchait à l'empoisonner.

Autopsie. — Les os du crâne, l'arachnoïde et la dure-mère présentent une injection considérable. Le cerveau est fortement congestionné; la substance cérébrale offre une coloration rougeâtre. Il s'écoule, lorsqu'on l'incise, de nombreuses gouttelettes de sang. Le cervelet présente également une injection très-prononcée. On trouve une ossification en plaque adhérente à la dure-mère, au niveau du lobe antérieur droit, à 0^m,004 de la faux et à 0^m,06 de l'apophyse *crista galli.* Elle présente la forme en aiguille et mesure, dans sa plus grande longueur, 0^m,012 sur 0^m,005 de largeur et 0^m,001 d'épaisseur. Ses bords sont déchiquetés; elle est bosselée à sa surface libre et plane à sa face adhérente à la dure-mère. La moelle n'est pas ramollie, mais elle est très-injectée.

6ᵉ Observation. — F..., François-Augustin, âgé de 47 ans, entré à l'asile le 15 mars 1844 et mort de pneumonie le 14 février 1860. Ce malade, dont l'intelligence était considérablement affaiblie depuis plusieurs années, était sujet, par suite d'une frayeur, à des attaques d'épilepsie assez fréquentes. Les accès d'agitation furieuse dans lesquels il tombait autrefois avaient, depuis quelques années, beaucoup perdu de leur intensité. Il conservait seulement un état d'irritabilité presque habituel; les organes de la vie de relation étaient très-affaiblis.

Autopsie. — La dure-mère a contracté des adhérences avec une grande partie de la calotte du crâne. Elle est injectée. Il existe à la partie antérieure de la faux du cerveau, du côté gauche, un noyau d'ossification assez volumineux, de forme conique et présentant le volume d'une petite noisette. Il mesure $0^m,004$ d'épaisseur, sur $0^m,013$ de long et $0^m,008$ de large. Sa face libre est convexe et la face adhérente à la dure-mère est légèrement bosselée, sans toutefois traverser cette membrane. Ce noyau appartient à la forme en plaque. L'arachnoïde est opaque et épaissie à la région supérieure et latérale des deux hémisphères. La pie-mère est injectée et infiltrée. La substance cérébrale grise et blanche est injectée et considérablement ramollie. Le corps calleux, les corps striés et surtout les couches optiques présentent un ramollissement presque diffluent. Le cervelet est rouge et très-ramolli; la moelle est diffluente dans toute sa partie cervicale et dorsale et également ramollie à la région lombaire.

7ᵉ Observation. — G..., François-George, âgé de 38 ans, entré à l'asile le 24 avril 1849, décédé le 11 octobre 1859 par suite de ramollissement cérébral, avec abcès du cerveau ayant amené des attaques comateuses auxquelles le malade a été sujet 24 heures avant sa mort. Cet homme était épileptique depuis l'âge de 7 ans, sans prédisposition héréditaire connue. Dès son enfance, on avait remarqué chez lui des excentricités. Trois semaines environ avant son entrée à l'asile, cet individu, d'un caractère ordinairement bon et laborieux, fut pris d'un accès de délire furieux pendant lequel il se livra à des actes de violence envers les personnes de son entourage. Les attaques d'épilepsie étaient fréquentes, et le malade, à la suite de ces attaques souvent répétées, tomba bientôt en démence.

Autopsie. — Les os du crâne sont épaissis et injectés. La dure-mère, adhérente à toute la partie crânienne, présente une coloration légèrement bleuâtre. Sur le bord libre de la faux du cerveau, et au tiers antérieur, il existe un noyau d'ossification, forme en plaque, de la grosseur d'une fève, mesurant $0^m,012$ de longueur, sur $0^m,006$ de large et

0ᵐ,003 d'épaisseur, d'aspect légèrement conique et dont le sommet venait s'appliquer à la partie correspondante de l'hémisphère gauche. La surface libre est conique; sa face adhérente à la faux est plane. Il n'existe pas de traces d'ossification sur le côté correspondant droit de la faux. A 0ᵐ,002 en avant de cette ossification s'en trouve une autre de la grosseur d'un grain de millet. L'arachnoïde est injectée; il n'existe pas d'altération notable; seulement, de place à autre, principalement en avant, cette membrane a contracté des adhérences intimes avec la substance cérébrale. Le parenchyme cérébral est dans un état de ramollissement considérable. Le corps calleux, les parois des ventricules, les couches optiques et les corps striés sont complétement diffluents. On trouve à la partie interne et moyenne de l'hémisphère cérébral gauche une surface présentant une coloration bleuâtre et une injection pointillée très-notable, dont la partie centrale diffluente présente une coloration jaunâtre due à un liquide purulent. Toute cette portion centrale de l'hémisphère gauche nous a paru offrir les caractères d'une encéphalite partielle dégénérée, en partie, en abcès. Le cervelet présente aussi de l'injection et du ramollissement. Le lobe cérébelleux droit est moins volumineux que le lobe gauche.

8ᵉ OBSERVATION. — K..., Walburge, âgée de 51 ans, décédée le 29 janvier 1864, à la suite d'une attaque d'épilepsie (congestion cérébrale). Une tante de cette femme était épileptique et aliénée. Walburge était intempérante et exaltée, souvent agitée et méchante. Les attaques d'épilepsie se renouvelaient très-fréquemment.

Autopsie. — Les os du crâne sont minces et fortement injectés; ils présentent une coloration noirâtre. La substance diploïque est hypertrophiée; les tables interne et externe sont amincies. Il existe à la faux du cerveau, tout à fait en avant et à droite, un noyau d'ossification de forme ovale et de la grosseur d'une petite fève. Les méninges sont légèrement injectées; le cerveau présente un faible degré d'injection. On constate une induration évidente de quelques-unes de ses parties, notamment à la partie postérieure des hémisphères, et le ramollissement d'autres parties, du corps calleux, des corps striés et des couches optiques. Le cervelet ne présente rien de particulier. La moelle épinière offre un état de diffluence dans presque toute son étendue.

9ᵉ OBSERVATION. — J..., Jean-Baptiste, âgé de 46 ans, décédé par asphyxie le 13 décembre 1864. Ce malade était entré à l'asile dans le courant du mois de novembre 1857. L'épilepsie dont il était atteint paraissait remonter seulement à une dizaine d'années avant son arrivée à l'asile. Nous ne connaissons pas les causes qui ont amené cette affection convulsive. Il était sujet à de fréquentes et fortes attaques. A la suite de quelques-unes d'entre elles, ce malade était pris d'accès d'agitation simple. Il existait un certain degré d'affaiblissement intellectuel.

Autopsie. — Il existe une hypérostose du crâne très-prononcée, surtout à la région frontale. Les parois du crâne présentent à cette partie un épaississement considérable. La dure-mère adhérente en quelques parties aux méninges, particulièrement au bord supérieur des hémisphères, offre une coloration bleuâtre. La faux de la dure-mère est le siége de 9 ossifications, dont 5 à droite et 4 à gauche. La 1re, située à droite, à 4 centimètres de l'apophyse *crista galli,* est de forme allongée, dirigée obliquement de haut en bas et d'arrière en avant. Sa face adhérente est plane, l'autre est régulièrement arrondie. Elle a $0^m,01$ de long, $0^m,002$ de largeur et autant d'épaisseur. Ses extrémités sont pointues. La 2e a la forme d'une amande à bords réguliers, à surface adhérente plane, l'autre est convexe. Elle mesure $0^m,02$ de longueur, $0^m,01$ de largeur et $0^m,005$ d'épaisseur. La 3e et la 4e sont situées immédiatement au-dessus de celle-ci, sur les côtés du sinus : ce sont de petites granulations osseuses d'un faible volume. La 5e, ayant $0^m,02$ de longueur, $0^m,003$ de largeur et autant d'épaisseur, présente sur sa surface libre deux saillies mamelonnées. La face adhérente est unie et lisse. Du côté gauche, à $0^m,08$ du point d'insertion de la faux, se trouvent deux noyaux d'ossification insérés sur la partie postérieure de celle qui est décrite sous le n° 2. Ils ont le volume d'un pois, à surface arrondie et à bords réguliers. A $0^m,015$ au-dessus, on voit sur le bord du sinus une petite granulation osseuse. A $0^m,01$ en arrière des deux avant-dernières ossifications décrites s'en trouve une autre, de forme allongée, et terminée en pointe à ses extrémités. La surface libre forme une saillie très-aiguë; sa face adhérente est lisse. Cette ossification a $0^m,01$ de longueur, $0^m,005$ de largeur et $0^m,003$ d'épaisseur. Les méninges sont opaques et épaissies; d'ailleurs elles ne présentent aucune adhérence avec la substance corticale. Le cerveau est décoloré et légèrement ramolli, particulièrement aux couches optiques. La moelle épinière est également ramollie. Il existe une atrophie avec infiltration séreuse des cellules. Le noyau reste intact; le contenu de la cellule est transformé en liquide séreux. Les capillaires présentent un état assez marqué de dégénérescence graisseuse.

10e OBSERVATION. — H..., Benoît, âgé de 37 ans, décédé le 23 octobre 1862 dans une attaque d'épilepsie. Ce malade paraît avoir été pris d'attaques épileptiques très-graves depuis au moins une année; il avait, en outre, des accès convulsifs répétés, suivis d'un état comateux qui se prolongeait pendant des journées entières et qui, dans les derniers temps, mettaient chaque fois sa vie en danger. Ces attaques étaient suivies pendant quelques jours d'excitation maniaque, pendant laquelle le malade criait, pleurait, prononçait des paroles incohérentes, sans que, du reste, il reprît connaissance. Une fois sorti de cette période d'excitation, il se montrait calme, présentant, entre autres particularités, un affaiblissement considérable de la mémoire. L'avant-veille de sa mort, il fut pris d'une attaque violente et succomba à l'état comateux consécutif.

Autopsie. — Les os du crâne ne présentent aucune particularité notable. À l'incision de la dure-mère, il s'écoule une légère quantité de sérosité citrine. Cette membrane présente une coloration bleuâtre. Il existe un noyau d'ossification plat, de la largeur d'une forte lentille, adhérant à l'arachnoïde et situé à droite, le long du bord de l'hémisphère, à sa partie moyenne. On trouve à gauche une autre petite ossification beaucoup moins importante. Les méninges apparaissent avec une coloration bleuâtre uniforme. On remarque à leur surface de nombreux vaisseaux remplis de sang liquide noirâtre; elles ont perdu toute leur transparence et offrent un épaississement assez considérable. Il existe entre elles et la substance corticale, dans toute la région antérieure des hémisphères, des adhérences intimes. Il est impossible de les séparer sans enlever en même temps de larges lambeaux de substance grise. Le cerveau est fortement injecté; la substance blanche est sablée et présente à la coupe une coloration rougeâtre. Il existe une légère diminution de consistance, principalement au corps calleux, aux couches optiques et aux corps striés. Les ventricules contiennent une abondante quantité de sérosité; la membrane qui les tapisse est fortement chagrinée. Le cervelet est injecté; la moelle n'offre rien de particulier.

11e Observation. — R..., Jean-Guillaume, âgé de **27** ans, décédé le 27 août 1859 à la suite d'une congestion cérébrale. Ce malade avait de fréquentes attaques d'épilepsie auxquelles succédaient de violents accès d'agitation maniaque. La durée de son affection mentale datait de plusieurs années.

Autopsie. — On constate une injection très-forte et un épaississement très-marqué des os du crâne. La dure-mère adhère à la calotte crânienne à la région de la suture lambdoïde; elle est d'une coloration bleuâtre uniforme, particulièrement injectée vers les régions pariétales, et offre en totalité un épaississement notable. A son incision, il s'écoule une grande quantité de sérosité sanguinolente. On trouve une petite ossification en aiguille, du côté gauche, vers le milieu du sinus longitudinal de la dure-mère. Les méninges sont fortement injectées, leur surface est parsemée de taches lactescentes. Vers les régions pariétales, l'opacité est plus manifeste; elle s'étend jusqu'aux bords supérieurs des hémisphères, sous l'aspect d'une fausse membrane qui n'est autre chose qu'un amas de sérosité séparant l'arachnoïde de la pie-mère. La substance grise est injectée et se laisse facilement décaper; la substance blanche est fortement sablée et donne au toucher une sensation prononcée d'empâtement. Les couches optiques et les corps striés sont injectés et ramollis; le corps calleux est diffluent. Le cerveau, dont les circonvolutions sont écartées, s'étale sur la table. Les ventricules latéraux contiennent une quantité anormale de sérosité. On ne remarque, du reste, aucune adhérence intime entre les méninges et la substance corticale. Le cervelet participe à l'injection générale et est le siége d'un ramollissement très-marqué.

Imbécillité maniaque.

12e Observation. — K..., Théodore-Barthélemy, âgé de 31 ans, décédé des suites d'un ramollissement cérébral. Ce malade, d'une intelligence très-bornée, était, par moments, très-irascible et très-violent. On attribue l'affaiblissement et les troubles intellectuels à une chute qu'il fit sur la tête, d'un premier étage, il y a 18 ans. Il ne peut supporter la présence de sa mère, qu'il maltraite souvent. Il survint des mouvements convulsifs auxquels il ne tarda pas à succomber. Cet homme était aliéné depuis 23 ans.

Autopsie. — Les os du crâne sont fortement épaissis et injectés. La dure-mère offre une coloration bleuâtre uniforme; elle est très-épaissie, et il s'écoule, à son incision, une forte quantité de sérosité. A la partie antérieure, et entre les deux lames fibreuses de la faux, existe une plaque d'ossification faisant saillie des deux côtés de cette membrane. Sa plus grande longueur est de 0^m,014, sa largeur de 0^m,01, et son épaisseur d'un demi-millimètre. La surface de cette plaque est bosselée et les bords sont irrégulièrement découpés. Les méninges sous-jacentes sont injectées et sillonnées par de nombreuses arborisations vasculaires. La substance grise est ramollie et se laisse facilement décaper; elle est d'un rose prononcé. La substance blanche est fortement sablée et empâtée; elle est fortement, mais imparfaitement élastique. Le corps calleux, les couches optiques, les corps striés et la voûte offrent un degré de ramollissement plus prononcé que la substance blanche. Les ventricules latéraux sont parcourus par des arborisations vasculaires et leur plancher offre un notable degré de ramollissement. Le cervelet, fortement injecté, est plus ramolli que le reste du cerveau. La moelle épinière est ramollie dans toute son étendue; elle est diffluente à la région cervicale et dorsale.

Démence.

13e Observation. — L..., André, âgé de 43 ans, décédé le 13 octobre 1864 des suites d'une congestion cérébrale. Ce malade, ancien employé du chemin de fer de l'Est, avait perdu un œil en faisant son service. La commotion causée par cet accident paraît avoir troublé l'exercice des organes encéphaliques et affaibli ses facultés intellectuelles. Il était tombé dans une mélancolie profonde avec tendance au suicide. Dans les derniers temps, on avait remarqué chez lui des symptômes de paralysie générale : marche incertaine et titubante, parole tremblante, affaiblissement général, tant intellectuel que physique. Ce malade était aliéné depuis 3 ans et demi.

Autopsie. — La dure-mère est injectée, et à l'incision de cette membrane, il s'écoule une petite quantité de sérosité. A la face viscérale de cette membrane, à droite et en avant, se trouve un noyau d'ossification de forme irrégulière, aplati et à bord tranchant, de $0^m,015$ de longueur, $0^m,01$ de largeur et $0^m,002$ d'épaisseur. Il est situé à $0^m,02$ de la faux, son extrémité la moins large faisant face à cette dernière. La surface de l'ossification est rugueuse, inégale. A la partie antérieure du cerveau, la substance corticale présente des adhérences intimes avec la pie-mère. Quant à la substance cérébrale elle-même, elle est légèrement ramollie dans toute sa masse. Les couches optiques sont chagrinées et les ventricules latéraux contiennent une certaine quantité de sérosité. La base du crâne, vers la région orbitaire, n'offre rien à noter qu'on puisse attribuer à l'accident qui fit perdre un œil au malade.

14e Observation. — B..., François-Antoine, âgé de 50 ans, mort le 30 août 1864 d'entérite chronique. Ce malade a été atteint d'aliénation au mois de février 1860. Sa folie a fait explosion d'une manière brusque, à la vue d'un éboulement dont il faillit être victime. Il en est résulté une lypémanie aiguë avec un état semi-stupide. Ce malade, très-incohérent, présentait une physionomie qui exprimait un état habituel de terreur. Il paraissait avoir des hallucinations. Les membres étaient agités de mouvements presque continuels. Cet état s'est prolongé sans changement pendant son séjour à l'asile. Dans les derniers temps, il fut pris d'une entérite chronique à laquelle il a succombé.

Autopsie. — Il existe une usure du crâne à la partie interne de chaque côté de la région frontale. La dure-mère est plissée. Au tiers antérieur de la faux, du côté gauche, se trouve développée une ossification ayant $0^m,011$ de longueur sur $0^m,004$ de largeur et environ $0^m,002$ d'épaisseur. Ce noyau osseux est implanté sur le bord libre de la faux; il se termine en pointe en avant et en arrière. Il existe une atrophie cérébrale; cependant, à l'incision, il ne s'écoule pas de sérosité. Les méninges sont opaques et infiltrées, il n'existe pas d'adhérence entre elles et la substance corticale. Le cerveau est injecté; il présente dans toutes ses parties une diminution de consistance. Le cervelet offre également un léger degré de ramollissement. La moelle épinière est ramollie.

15e Observation[1]. — M..., Anne, entra à l'asile au mois d'octobre 1839, pour une manie qui datait de plusieurs mois. Cette manie prit bientôt la forme chronique avec tendance à la démence. Les certificats médicaux faits en 1840, 1841, etc., constatent un affaiblissement considérable des facultés intellectuelles, une grande irritabilité portant fréquemment la malade à des actes de violence, et l'impossibilité de l'occuper à quoi que ce soit.

En 1862, la démence était complète; il existait, en outre, un affaiblissement musculaire considérable. Petite, chétive, décrépite, la femme M..., était depuis longtemps à l'infirmerie, où elle gardait habituellement le lit.

Au mois d'octobre 1862, elle fut prise de diarrhée; au bout de quelques semaines la malade était réduite au dernier degré de marasme. Maigre et décharnée, elle prenait à peine quelques aliments. Les membres inférieurs étaient infiltrés; des collections séreuses s'étaient faites dans tout le tissu cellulaire sous-cutané, notamment aux bras. Les muscles étaient flasques, atrophiés. La diarrhée, qu'aucun moyen ne put arrêter, hâta l'émaciation, et la femme M... succomba le 19 mai 1863, à l'âge de 62 ans.

Autopsie. — A gauche, il existe une large plaque d'ossification à la partie antérieure et inférieure de la dure-mère; cette plaque correspond à deux noyaux d'ossification qui se trouvent incrustés dans la voûte du crâne. Tous deux sont situés du côté gauche de la faux, au tiers antérieur. La première ossification du volume d'un pois est d'une

---

1. Observation tirée de la thèse du Dr CHRISTIAN, p. 52.

épaisseur de 0^m,004, sà surface libre est bosselée, l'autre, adhérente à la faux, plane.

La deuxième, située à 3 travers de doigt en arrière du même côté, est de dimension un peu moindre et présente les mêmes caractères extérieurs que la précédente.

En enlevant la dure-mère, on trouve l'hémisphère cérébral droit recouvert à la convexité par une couche assez épaisse de sang noirâtre, consistante, formée de caillots grumeleux, noirâtres. Cette couche nettement limitée à la convexité de l'hémisphère, est accolée à la dure-mère et est enveloppée d'une pellicule très-mince et d'apparence celluleuse. Les méninges sont injectées, à droite surtout elles sont épaissies et infiltrées et dans quelques points il existe, entre l'arachnoïde et la pie-mère, une couche épaisse, tremblotante, d'un aspect gélatineux.

Le cerveau est légèrement injecté, et fortement ramolli ; le ramollissement est diffluent au corps calleux, aux couches optiques et aux corps striés.

Les ventricules sont dilatés et remplis de sérosité trouble. Toutes les artères du crâne et du cerveau sont athéromateuses. Le cervelet est injecté et ramolli. La moelle épinière est ramollie, diffluente à la région dorsale.

16e OBSERVATION. — H..., Anne-Marie, âgée de 38 ans, décédée le 22 octobre 1862. Cette femme, dont l'affection remonte à environ 2 ans et 3 mois, était atteinte de démence arrivée au plus haut degré, démence survenue elle-même à la suite d'un état prolongé de stupidité. La malade ne comprenait aucune des questions qu'on lui adressait ; sa figure était empreinte d'un degré d'hébétude très-marqué. Elle était malpropre ; quelques semaines avant de mourir, elle a été prise de diarrhée, de bronchite et surtout d'une cachexie séreuse avec prostration des forces de plus en plus accentuée, ensemble qui a amené la mort.

Autopsie. — A l'incision de la dure-mère, il s'écoule une quantité assez notable de sérosité. On trouve quelques noyaux d'ossification, en forme d'épine, à la région moyenne de la faux de la dure-mère, du côté gauche, et le long du sinus longitudinal. Les méninges sont un peu injectées et légèrement opaques. Le cerveau ne présente aucune altération sensible. Les ventricules contiennent cependant une quantité assez considérable de sérosité. Le cervelet et la moelle sont dans leur état normal.

17ᵉ Observation. — L..., Philippe, âgé de 21 ans, militaire. Pas de renseignements. Atteint de démence avec stupeur, mort le 4 juin 1857, de phthisie pulmonaire.

Autopsie. — Les os du crâne sont épaissis et légèrement injectés; la dure-mère est bleuâtre et présente en arrière quelques taches ecchymotiques. A la paroi interne de la faux du cerveau, du côté gauche et tout à fait en avant, se trouve accolé à la dure-mère un noyau d'ossification présentant la forme et la grosseur d'une olive, offrant au point d'adhérence une surface plane et venant comprimer par sa surface opposée, de forme bombée, la partie correspondante de l'hémisphère cérébral. Ce noyau d'ossification présente plusieurs couches superposées. Extrèmement dures à la surface, les couches internes sont molles, rougeâtres, et tout à fait à l'intérieur on trouve une petite cavité remplie de sérosité roussâtre. L'arachnoïde est opaque, rougeâtre et légèrement infiltrée; elle n'a point d'adhérence avec la substance cérébrale sous-jacente. Le cerveau s'affaisse sur lui-même; il est le siége d'un ramollissement presque général, et même diffluent au corps calleux. Les ventricules sont dilatés et contiennent de la sérosité. Le cervelet est également ramolli; la moelle offre une diminution de consistance dans toute son étendue.

18ᵉ Observation. — A..., Hubert, âgé de 26 ans, mort le 8 décembre 1860, de phthisie pulmonaire. Cet homme, dont la mère a été atteinte à plusieurs reprises d'aliénation mentale, est tombé malade à la suite d'une vive contrariété. Il se plaignait souvent de violents maux de tête. Sujet d'abord à de fréquents accès d'agitation, il avait fini par tomber dans un état de stupeur dont rien ne pouvait le faire sortir. Il était atteint d'aliénation depuis 7 ans.

Autopsie. — L'arachnoïde et la pie-mère sont injectées et opaques dans la plus grande partie de leur étendue. Il existe à la partie supérieure et moyenne de la faux de la dure-mère, près du bord supérieur de l'hémisphère droit, un petit noyau d'ossification qui adhère avec l'arachnoïde et la substance cérébrale. Le cerveau est ramolli dans toute son étendue. Il se déforme et s'étale sur la table. Le parenchyme est évidemment œdématié et se laisse facilement pénétrer à la moindre pression. Le ramollissement est très-marqué aux couches optiques, aux corps striés et au corps calleux. Les toiles choroïdiennes, surtout dans la corne postérieure, présentent des agglomérations de petits kystes séreux. Le cervelet ne présente rien de particulier. La moelle épinière est ramollie dans presque toute son étendue; elle est diffluente à la région cervicale et à la région dorsale inférieure.

19e Observation. — K..., Jean, âgé de 32 ans, atteint de démence avec complication de paralysie, décédé suite de pneumonie.

Autopsie. — La dure-mère est le siége d'une petite ossification située au tiers antérieur de cette membrane, du côté gauche. A l'incision de la dure-mère, il s'écoule une quantité assez considérable de sérosité. Les méninges sont injectées; elles ne présentent point d'adhérences avec la substance cérébrale. Le corps calleux, les couches optiques et les corps striés sont ramollis. Ce ramollissement est diffluent, surtout au corps calleux. Les ventricules cérébraux renferment une assez grande quantité de sérosité. La substance cérébrale est sablée. Le cervelet est ramolli, ainsi que la moelle épinière, qui est diffluente dans toute son étendue.

20e Observation. — M..., Eugène, âgé de 32 ans, atteint de démence paralytique, entré à l'asile le 21 juin 1856, décédé des suites de la maladie, le 7 novembre 1859. Nous ne possédons pas de renseignements sur le compte de ce malade, qui a été amené de Bicêtre où il séjournait depuis plus de 3 ans.

Autopsie. — La surface interne de la dure-mère est plissée, particulièrement en avant, et ne s'applique pas exactement sur le cerveau. Il s'écoule à l'incision une quantité assez considérable de sérosité. On trouve deux noyaux d'ossification assez volumineux, le premier en plaque, de la grosseur d'une fève, compris entre les feuillets de la dure-mère et situé au tiers antérieur de la faux, le long de son sillon gauche, présentant $0^m,013$ de longueur sur $0^m,005$ de largeur et $0^m,003$ d'épaisseur. Sa surface libre est inégale et sa face adhérente à la faux est assez plane, mais présente une petite éminence traversant la membrane qui la supporte. A $0^m,003$ de la première se trouve une autre ossification formée d'aiguilles accolées l'une à l'autre, simulant un fuseau, d'une longueur de $0^m,015$ sur $0^m,002$ de largeur et autant d'épaisseur, faisant saillie des deux côtés de la faux, mais plus à gauche qu'à droite. L'arachnoïde est épaissie, opaque, blanchâtre. Cette membrane a contracté des adhérences intimes avec les circonvolutions de la surface du cerveau, plus particulièrement à la région latérale et supérieure des hémisphères. Le cerveau est injecté et ramolli. Les ventricules latéraux sont dilatés et contiennent une grande quantité de sérosité. Le ramollissement est surtout prononcé au corps calleux et aux couches optiques. Le cervelet est également ramolli.

21e Observation. — V..., Madeleine, âgée de 44 ans, entrée le 26 octobre 1856, décédée le 2 novembre 1859, par suite des progrès de la paralysie. La mère de la malade est morte aliénée. Cette femme, d'un caractère facile, mais un peu original, épousa un homme brutal dont elle eut à subir les mauvais traitements. En 1841 elle fut traitée à Stéphansfeld pour une manie aiguë avec violents accès d'agitation; la malade était très-incohérente et poussait des cris. Elle sortit guérie de l'asile trois mois après son entrée. En 1844, nouveau séjour d'un an à Stéphansfeld. Elle fut réintégrée de nouveau, le 26 octobre 1856, à la suite d'un nouvel accès, caractérisé par une grande agitation et par de violentes vociférations. A son entrée, elle présentait des symptômes de paralysie générale : affaiblissement intellectuel, idées de grandeur, embarras de la parole, tremblement fibrillaire des muscles de la langue et des lèvres, etc.

Autopsie. — Les os du crâne ne présentent rien de particulier. A l'incision de la dure-mère, il s'écoule une quantité très-considérable de sérosité qui paraît surtout provenir des ventricules cérébraux. Cette membrane est épaissie et comme desséchée. Il existe, à droite et à gauche, dans la portion qui recouvre le bord supérieur des hémisphères, des noyaux d'ossification, de formes variables et à différents degrés de développement. A droite, on trouve, vers la région postérieure, environ à $0^m,02$ de la faux, un noyau d'ossification de la grosseur et de la forme d'un pois; plus en avant, du même côté, se trouve une petite masse d'ossifications ayant la forme de granulations. A gauche, à la région moyenne, existe une ossification sous forme d'épine et de la longueur de $0^m,015$ environ. A gauche de l'apophyse *crista galli*, la face de l'os présente deux inégalités, en forme d'épine, qui n'existent point de l'autre côté. L'arachnoïde, à la partie supérieure et latérale des hémisphères, est opaque et fortement épaissie; elle est injectée dans tout le reste de son étendue. Il n'existe d'ailleurs pas d'adhérences. Le cerveau présente un degré notable de ramollissement; les ventricules sont énormément dilatés et remplis de sérosité. On observe, particulièrement à la surface interne du ventricule moyen, de petites granulations fibrineuses de la grosseur d'un grain de millet. Les couches optiques, le corps calleux et le cervelet sont particulièrement ramollis.

22e OBSERVATION. — S..., Joséphine, âgée de 50 ans, morte le 31 août 1864 des suites d'un abcès phlegmoneux. Cette femme, qui est entrée à l'établissement, le 6 août 1864, paraît avoir fait des excès de boissons. Elle portait une chute grave de la matrice et présentait les symptômes caractéristiques de la démence. Il y avait un affaiblissement intellectuel très-prononcé, de l'incohérence dans les paroles; elle ne comprenait qu'à grand'peine les questions qui lui étaient faites. Enfin elle se trouvait dans un état continuel de demi-agitation : loquacité, insomnie, etc.

Huit ou dix jours avant sa mort, cette femme fut prise d'une inflammation grave des parotides des deux côtés qui donnèrent lieu à de vastes abcès phlegmoneux.

Autopsie. — Il existe une hypérostose crânienne à la région frontale, surtout à droite. Le bord crânien offre de ce côté une épaisseur considérable. Il y à un noyau d'ossification implanté sur la paroi du côté gauche de la faux de la dure-mère; ce noyau mesure $0^m,011$ de longueur, $0^m,007$ de largeur et $0^m,001$ d'épaisseur; sa surface est arrondie; son extrémité postérieure se termine en pointe. Les méninges sont opaques dans toute leur étendue et présentent une teinte opaline. Elles sont épaissies et infiltrées; il existe des adhérences intimes entre elles et la surface de quelques circonvolutions cérébrales, particulièrement en avant et tout le long du rebord des hémisphères. La substance cérébrale est ramollie. La membrane qui recouvre les ventricules latéraux est légèrement chagrinée. Le cervelet offre une faible diminution de consistance. La moelle épinière est ramollie particulièrement à la région dorsale.

23e Observation. — H..., Pauline, âgée de 81 ans, décédée le 15 juin 1863, de phthisie pulmonaire. Cette femme, qui n'avait jamais joui d'un degré d'intelligence très-développé, fut prise d'un premier accès d'aliénation à l'âge de 64 ans, accès causé par le chagrin que lui occasionna la mort subite d'un neveu pour lequel elle avait une grande affection. Cette première atteinte de folie fut de courte durée. Le deuxième accès se développa deux ans plus tard, sans cause appréciable. La maladie était caractérisée par un affaiblissement intellectuel très-marqué et par une absence de mémoire presque complète. Cette femme semblait ne comprendre aucune des questions qui lui étaient adressées; elle était d'une indifférence absolue pour tout ce qui se passait autour d'elle.

Autopsie. — Il existe une ossification mince appliquée au tiers antérieur de la faux de la dure-mère. Ce produit morbide consiste en une plaque osseuse et paraît développé entre les deux feuillets de la faux. Cet ostéome a une longueur de $0^m,02$, $0^m,01$ de largeur et rappelle la forme d'un triangle à base dirigée vers l'apophyse *crista galli*. La face qui regarde l'hémisphère cérébral gauche est lisse; la face opposée présente deux petites bosselures. Cette ossification ne change en rien l'aspect général de la faux. Le cerveau est décoloré. On ne constate pas de diminution de consistance. Les méninges ne présentent aucune lésion notable, et il n'y a de sérosité ni dans les ventricules, ni dans la cavité de l'arachnoïde. Le cervelet n'offre rien de particulier.

24ᵉ Observation. — H..., Marie-Barbe, âgée de 65 ans, décédée le 27 mars 1861, par suite d'emphysème pulmonaire. Cette femme, devenue aliénée à la suite de chagrins domestiques, se croyait poursuivie par des sorcières qui cherchaient à lui faire du mal. Le matin même de sa mort, elle fut prise d'une attaque caractérisée par une perte de connaissance complète, avec résolution des membres, diminution plus marquée de la sensibilité à droite et respiration stertoreuse. Après huit heures de durée, l'attaque se termina par la mort, sans que la malade eût repris connaissance et eût présenté d'autres particularités.

Autopsie. — Les os du crâne sont épaissis. La dure-mère est également très-épaissie. Il existe une ossification de forme allongée située tout à fait à la partie antérieure de la faux, dans son bord libre. Elle a une forme très-irrégulière, représentant assez exactement une faux. Son bord inférieur est inégal, déchiqueté; son bord supérieur, au contraire, est assez régulier et convexe. Les deux extrémités se terminent en pointe. La longueur de cette ossification est de $0^m,035$, sa plus grande largeur est de $0^m,012$ et son épaisseur de $0^m,003$. Sa surface est très-irrégulièrement mamelonnée. Les méninges sont opaques, épaissies et infiltrées; elles n'adhèrent point avec la substance cérébrale. On remarque un développement considérable des glandes de Pacchioni. Le cerveau est injecté; le parenchyme cérébral offre une diminution de consistance; il est très-empâté. Le ramollissement est surtout marqué aux couches optiques et aux corps striés. Le pont de Varole et la moelle allongée n'offrent rien de particulier. Le cervelet est un peu ramolli. Les artères de la base du cerveau sont toutes ossifiées. La moelle épinière présente un léger degré de ramollissement. Le poids du cerveau est de 1,340 grammes.

25ᵉ Observation. — S..., Georges-Michel, comptable en retraite, mort le 29 janvier 1861 d'emphysème pulmonaire. La maladie a débuté par des symptômes aigus d'irritation cérébrale, fièvre, délire, etc. On a observé chez cet homme un fait remarquable : c'est qu'au fur et à mesure que les symptômes cérébraux aigus se dissipaient, la mémoire des mots disparaissait complétement, tandis que celle des choses persistait encore. Il n'y a point eu de contractures, ni d'autres symptômes du côté de la locomotion. Il avait souvent des accès de colère furieuse, surtout lorsqu'il voyait qu'il ne parvenait plus à se faire comprendre. Du reste, il savait parfaitement que le langage lui faisait défaut, aussi demandait-il lui-même à entrer dans une maison de santé pour y apprendre de nouveau à parler. La mémoire des mots qui expriment les chiffres était surtout abolie, et cependant il les reconnaissait très-exactement, car il montrait dans l'almanach la date du jour, et cela sans se tromper une seule fois. Il était âgé de 69 ans.

Autopsie. — La surface interne de la dure-mère présente une coloration jaunâtre. Lorsqu'on l'incise, il s'écoule une quantité considérable de sérosité. Des ossifications, sous forme d'aiguilles, se trouvent placées latéralement, de chaque côté de la faux, sur la face viscérale de la dure-mère, vers sa région moyenne. Ces ossifications, réunies en deux groupes de chaque côté, sont placées symétriquement. Le premier groupe est formé d'aiguilles fines et courtes, tandis que le deuxième est constitué par une couche d'aiguilles parallèles plus grosses, se dirigeant obliquement de la faux vers les parties latérales et croisées par une deuxième couche plus fine, disposée également parallèlement, de manière à former des losanges imperceptibles au centre, mais plus grands vers les bords du produit inflammatoire. Les artères basilaires sont ossifiées. Les méninges sont opaques et présentent une infiltration qui leur donne un aspect de gelée, surtout à la partie moyenne et supérieure des hémisphères. Il n'existe pas d'adhérences avec la substance corticale. Le cerveau a une coloration jaunâtre; la substance blanche est sablée; les capillaires qui la traversent sont dilatés. Il existe un premier degré de ramollissement qui s'étend à la substance grise et blanche. Les ventricules sont fortement dilatés et remplis d'une quantité considérable de sérosité. On rencontre, à la partie postérieure du plancher supérieur du ventricule latéral correspondant, un ancien foyer hémorrhagique de la grosseur d'une petite noisette. Ce foyer est cicatrisé en partie; tout autour la substance offre un aspect jaunâtre; elle est ramollie et se déchire à la moindre traction. Le cervelet est injecté et ramolli, et présente la même coloration jaunâtre que le reste du parenchyme cérébral. La moelle offre également ment ce dernier caractère.

Paralysie générale.

26ᵉ Observation. — K..., Marguerite, âgée de 37 ans, décédée le 15 juin 1864 des progrès de la paralysie. En 1862, cette femme fut atteinte d'une première attaque d'apoplexie, qui, quinze jours plus tard, fut suivie d'une seconde. A dater de cette époque, on commença à observer le trouble des fonctions cérébrales chez cette malade. Elle était très-agitée depuis son arrivée à l'asile, et les symptômes de la paralysie étaient les mêmes que ceux que l'on observe ordinairement chez la plupart des individus atteints de cette affection.

Autopsie. — La face interne de la dure-mère est doublée dans toute son étendue par une néo-membrane rougeâtre, épaisse, et qui lui adhère d'une manière assez intime. A l'incision de la dure-mère, il s'écoule une grande quantité de sérosité. Il existe un très-petit noyau d'ossification situé sur le bord du sinus longitudinal du côté gauche de la faux du cerveau, vers sa partie moyenne. Les méninges sont opaques, épaissies, et présentent des adhérences avec la surface de quelques circonvolutions cérébrales. La substance cérébrale est rougeâtre et un peu indurée. Les ventricules contiennent une quantité anormale de sérosité. On observe quelques fines granulations à la surface de la membrane qui les recouvre. La moelle épinière est légèrement ramollie.

27e OBSERVATION. — A..., Daniel, âgé de 47 ans, mort le 26 décembre 1861 par suite des progrès de la paralysie. Ce malade, depuis son entrée à l'établissement, présentait les signes caractéristiques de la paralysie générale, dont les renseignements qui nous ont été fournis font remonter l'invasion à environ six mois. La cause assignée à cette maladie sont les excès de toute sorte et particulièrement les excès de boissons. Il présentait un affaiblissement intellectuel marqué, quelques idées prédominantes de grandeur et des alternatives assez remarquables d'état expansif et d'état dépressif. Un jour il était très-satisfait de lui-même et le lendemain il se montrait entièrement découragé. Il existait quelques périodes d'excitation maniaque. Du côté du mouvement, les signes étaient non moins bien caractérisés. On constatait l'affaiblissement musculaire général, l'embarras de la parole, le tremblement des lèvres et des muscles de la face. Quelques jours avant sa mort, le malade, très-affaibli, dut s'aliter, ses traits s'altérèrent et sa figure devint œdématiée.

Autopsie. — Les os du crâne sont fortement épaissis et injectés. Lorsqu'on les enlève, il s'écoule beaucoup de sang liquide. A l'incision de la dure-mère, il s'épanche également une grande quantité de sérosité. On trouve dans la faux deux noyaux d'ossification situés, l'un sur le côté gauche, à $0^m,03$ de l'apophyse *crista galli*; il mesure $0^m,01$ de long, $0^m,007$ de large et environ $0^m,003$ d'épaisseur. La base de cet ostéophyte est aplatie et regarde à gauche, tandis que l'autre partie, plus proéminente et de forme mamelonnée, fait saillie du côté droit. Le second, situé à $0^m,05$ en arrière du premier, est appliqué sur la partie moyenne de la faux. La partie adhérente à cette membrane est aplatie, l'autre est arrondie et fait fortement saillie à droite. Cette ossification mesure $0^m,01$ de longueur sur $0^m,005$ de largeur et $0^m,002$ d'épaisseur. Entre ces deux ossifications, à $0^m,007$ de la dernière et à la même hauteur, se trouve une petite granulation arrondie du volume d'un grain de mil. Toutes ces ossifications sont situées à la même hauteur, c'est-à-dire à $0^m,01$ du bord libre de la faux de la dure-mère. Les méninges sont opaques et blanchâtres dans toute leur étendue; elles sont épaissies et infiltrées, et ont contracté des adhérences avec quelques parties de la substance corticale. Le cerveau paraît infiltré; il est ramolli dans toutes ses parties, particulièrement aux couches optiques et aux corps striés qui se déchirent facilement. Les ventricules contiennent une quantité énorme de sérosité. Le cervelet est volumineux et également ramolli. La moelle est atteinte d'un ramollissement diffluent.

28e Observation. — O..., Vincent, âgé de 54 ans, mort le 17 mars 1861, des suites de la paralysie dont il était atteint. Ce malade était sans cesse tourmenté par des craintes imaginaires, des inquiétudes sur son avenir et celui de sa famille. Nous ne possédons pas de renseignements sur les débuts de l'affection mentale.

Autopsie. — La dure-mère offre une coloration bleuâtre. Il existe, dans les replis de la faux, du côté gauche, cinq ossifications assez volumineuses, dont deux allongées sous forme d'épine mesurent $0^m,02$ de longueur et se composent de sortes de filaments osseux entremêlés. Une autre plus petite, placée tout à fait en avant à environ $0^m,05$ de l'apophyse *crista galli*, se présente sous forme de granulations. A droite, au même niveau que la précédente, on voit un petit noyau osseux étoilé, à pointes très-aiguës et mesurant $0^m,004$ de longueur sur $0^m,001$ d'épaisseur. Elles sont toutes situées sur les côtés de la base de la faux. Les méninges sont opaques dans toute leur étendue; elles sont injectées, épaissies et adhèrent avec quelques parties de la surface des circonvolutions, particulièrement à droite. De ce côté surtout, les adhérences sont évidemment intimes et non le fait du ramollissement de la substance grise. On trouve à la région antérieure de l'hémisphère droit une ossification développée sur l'arachnoïde et intimement adhérente à cette membrane. Cette dernière présente surtout une coloration rougeâtre; la couche externe est ramollie au point d'être diffluente dans quelques parties. La substance blanche est injectée et ramollie. Le ramollissement est très-marqué au corps calleux, aux couches optiques et aux corps striés. Il existe une quantité notable de sérosité dans les ventricules. Le cervelet est rouge et ramolli à un degré moins considérable. La moelle est diffluente dans la plus grande partie de son étendue.

29ᵉ Observation. — B..., François, âgé de 44 ans, décédé le 21 décembre 1863, des suites d'un abcès gangréneux. Ce malade, ancien soldat d'infanterie de marine, à la suite d'excès alcooliques et vénériens, commença bientôt à donner des signes d'aliénation mentale. A son retour des Colonies, il fut conduit à Bicêtre pour être évacué ensuite sur l'asile de Stéphansfeld. A son arrivée, cet homme présentait tous les symptômes caractéristiques de la paralysie générale. Il succomba à un abcès phlegmoneux, et plus tard gangréneux, qui s'étendait à toute la région parotidienne et à la face antérieure du cou. Cet homme était aliéné depuis plus de 2 ans.

Autopsie. — Les os du crâne sont très-épaissis. La dure-mère présente, à son tiers antérieur, enchâssé parallèlement au sinus longitudinal supérieur, un noyau d'ossification en lame, aplati, du diamètre environ d'une pièce de 20 centimes. La face viscérale de la dure-mère est lisse, tandis que la face pariétale est rugueuse. Les méninges sont injectées et ne présentent aucune autre altération notable. Le cerveau est injecté dans toute son étendue; sur quelques-uns de ses vaisseaux on remarque un commencement d'athérome. Le cervelet et la moelle épinière sont injectés, mais aucun de ces organes n'offre de ramollissement marqué.

30ᵉ Observation. — G..., Charles-Louis, âgé de 43 ans, décédé le 3 mars 1862 des progrès de la paralysie. Ce malade, depuis son arrivée jusqu'au moment de sa mort, a présenté, comme signes particuliers de la paralysie dont il était atteint, un affaiblissement musculaire progressif. Dans les dernières semaines, il fut obligé de garder le lit; il était sujet, pendant les derniers jours de sa vie, à de fréquentes attaques épileptiformes. G... était aliéné depuis plus d'un an.

Autopsie. — A l'incision de la dure-mère, il s'écoule une quantité notable de sérosité. Cette membrane présente une coloration bleuâtre. A la partie antérieure, à sa face interne et à droite, se trouve un très-petit noyau d'ossification, en forme d'épine, qui paraît avoir pénétré la région correspondante du cerveau dont la substance est ramollie et comme déchirée. Les méninges sont injectées, fortement épaissies et opaques dans toute leur étendue. Elles ont une teinte opaline. Il existe des adhérences entre elles et le bord supérieur des deux hémisphères. Le cerveau est partout injecté; il est ramolli surtout aux corps striés, aux couches optiques et au corps calleux. Les ventricules sont dilatés et contiennent une quantité anormale de sérosité; leurs parois présentent un grand nombre de granulations fines qui leur donnent un aspect chagriné. Les toiles choroïdes contiennent chacune plusieurs kystes séreux assez volumineux. Le cervelet est injecté et ramolli. La moelle épinière offre, dans presque toute son étendue, un ramollissement diffluent.

31e OBSERVATION. — E..., Gaspard, âgé de 42 ans, mort le 20 janvier 1860, à la suite d'attaques épileptiformes et comateuses. Trois ans avant son arrivée à l'asile, ce malade avait été frappé d'apoplexie. Il était très-violent et ses emportements allaient souvent jusqu'à la fureur. Dès son entrée à l'établissement, E... a présenté les symptômes suivants : affaiblissement intellectuel très-prononcé, le malade ne pouvait comprendre aucune des questions qui lui étaient faites; paroles à peu près inintelligibles et agitation continuelle. Il était considérablement affaibli et pouvait à peine rester levé. Sa figure était habituellement injectée; il était gâteux. La veille, 36 heures avant sa mort, il fut pris d'une attaque avec perte de connaissance, résolution et contracture alternative des membres, mouvements spasmodiques légers, convulsifs de la face, etc.

Autopsie. — Les os sont épaissis et rougeâtres; la dure-mère est injectée, bleuâtre. Il existe, à gauche, à la partie moyenne de la base de la faux, un mince noyau d'ossification d'environ 0^m,002 de longueur. A l'incision des sinus, il s'écoule du sang noirâtre; les méninges sont opaques et épaissies; elles adhèrent à la substance grise, particulièrement à la région des lobes antérieurs. Le cerveau est très-injecté et sa substance paraît œdématiée. Il existe une quantité considérable de sérosité dans les ventricules, qui sont fortement dilatés.

Le plexus choroïde de chaque côté porte à son extrémité un kyste volumineux. La membrane qui tapisse les ventricules est épaissie et présente à sa surface un aspect chagriné. Le cervelet est rouge et ramolli. Le corps calleux, les couches optiques et les corps striés sont également ramollis.

32e OBSERVATION. — S..., Édouard, employé de commerce, âgé de 41 ans, décédé le 14 mars 1865, suite des progrès de la paralysie. Le caractère difficile de ce malade le fit abandonner par sa famille, et les personnes qu'il fréquentait finirent par le laisser dans une espèce d'isolement. Le chagrin qu'il en ressentit le plongea dans un profond désespoir. Il passait les nuits dans l'insomnie la plus complète. La paralysie générale ne tarda pas à se déclarer, et le malade fut amené à l'asile de Stéphansfeld pour y recevoir les soins que réclamait son état. Son intelligence était fort affaiblie, la parole embarrassée, la mémoire abolie, les mouvements, enfin, lui étaient devenus à peu près impossibles. L'aliénation remontait à 2 ans.

Autopsie. — A l'incision de la dure-mère, il s'écoule une grande quantité de sérosité limpide. A la face interne du côté gauche de la faux de la dure-mère à $0^m,05$ de l'apophyse *crista galli* se trouve appliqué un noyau d'ossification, mesurant $0^m,02$ de longueur, $0^m,009$ de largeur et $0^m,003$ d'épaisseur. Par sa partie adhérente à la faux il présente une surface plane, la partie tournée vers l'hémisphère gauche est convexe. Il se termine en pointe par ses deux extrémités. Ce noyau est de forme ovalaire et se dirige d'arrière en avant et de haut en bas. Une de ses extrémités arrive au niveau du bord libre de la faux de la dure-mère. Les méninges sont injectées et offrent une coloration bleuâtre. Elles sont épaissies et présentent des adhérences avec la substance corticale. Le parenchyme cérébral tout entier est ramolli. Il existe une quantité considérable de sérosité dans les ventricules. La membrane qui les tapisse est résistante. Le cervelet n'est point ramolli; la moelle épinière offre une diminution de consistance à la région dorsale.

33e OBSERVATION[1]. — D..., Louis, âgé de 40 ans, originaire d'Alsace, était établi depuis plusieurs années en Amérique, lorsqu'il y devint aliéné, par suite du chagrin, dit-on, qu'il ressentit de la mort de sa femme. Il fut amené à l'asile le 2 juin 1861. A cette époque, il présentait un affaiblissement considérable de l'intelligence, la physionomie était indifférente, sans expression, la mémoire était perdue, l'indifférence au monde extérieur complète. Il y avait, en outre, un affaiblissement notable du système locomoteur.

Cet état se maintint sans modifications bien marquées pendant les trois années que D... passa à l'asile: il eut plusieurs fois des accès d'excitation maniaque qui ne duraient que peu de jours.

Au mois de décembre 1863, D... avait été atteint d'une entérite rebelle qui le tint un mois au lit, et qui céda aux opiacés, bismuth, mais surtout à un régime tonique (viandes rôties, bordeaux, café noir). Depuis le 15 janvier, il se levait de nouveau, et on l'occupait dans le service à quelques menus travaux; l'appétit était redevenu bon.

Le 7 février, D..., après avoir dîné comme d'habitude, s'était dirigé vers la cour: un instant après, on le trouva couché, privé de connais-

1. Observation tirée de la thèse de M. le Dr CHRISTIAN. 1864. Strasbourg.

sance, devant la porte. On le porta sur son lit, où je le trouvai quelques instants après, dans l'état suivant : face bleuâtre, yeux ternes, pupilles largement dilatées, immobiles ; la bouche entr'ouverte, laissant suinter un peu d'écume sanguinolente. La sensibilité est généralement abolie ; les bras légèrement contracturés, les mains fermées, les pouces en dedans. Les jambes sont repliées sur les cuisses, celles-ci sur le bassin. La respiration est stertoreuse ; le pouls plein, lent, dépressible. Tous les moyens employés furent inutiles (sangsues, sinapismes, etc.) : la respiration s'embarrassa de plus en plus, le corps se refroidit et la mort survint quatre heures après.

Autopsie. — Les os du crâne sont fortement injectés. La dure-mère est bleuâtre, congestionnée, et laisse écouler à l'incision beaucoup de sang noirâtre et liquide. Elle est tapissée à l'intérieur par une membrane celluleuse, rougeâtre, résistante, très-vasculaire, qui lui adhère intimement, et qui n'existe que dans l'étendue de la face convexe de l'hémisphère droit : elle n'adhère pas à l'arachnoïde viscérale.

Dans l'épaisseur de la faux du cerveau, vers sa partie moyenne, il existe un noyau d'ossification long de $0^m,05$ environ, épais de $0^m,01$ à $0^m,02$ dans son plus grand diamètre, et qui, complétement aplati sur le côté droit, forme à gauche une saillie bombée, logée dans une dépression correspondante de l'hémisphère.

L'arachnoïde et la pie-mère n'offrent pour toute altération qu'une légère injection : elles n'adhèrent pas à la substance corticale. La substance grise du cerveau est d'une blancheur éclatante, elle paraît augmentée de consistance.

Quelques granulations existent sur l'épendyme ventriculaire.

Encéphale, 1,469 grammes ; hémisphère droit, 632 ; gauche, 622 grammes.

Le cervelet n'offre pas d'altération. La protubérance annulaire est le siége d'une hémorraghie considérable et qui a fait irruption dans le quatrième ventricule ; elle a complétement dissocié son parenchyme ; on ne trouve plus qu'un amas de caillots sanguins mous et noirâtres, entremêlés avec la substance ramollie et tomenteuse de la protubérance. L'hémorraghie paraît exister également des deux côtés : on ne peut trouver le vaisseau rompu.

La moelle épinière est ramollie à la région dorsale : les artères du cerveau sont légèrement athéromateuses.

34e OBSERVATION. — J..., François, âgé de 39 ans, mort le 21 juin 1864, des progrès de la paralysie générale. Cet homme très-orgueilleux et avare, donna les premiers signes d'aliénation mentale à la suite d'une vive discussion d'intérêts qu'il eut avec son beau-frère. Les idées de grandeur et de richesses apparurent bientôt et la paralysie générale s'accusa nettement. Il n'avait jamais fait, dit-on, d'excès alcooliques et ne comptait pas de parents aliénés. La maladie fit de rapides progrès qui amenèrent promptement la mort. Cet homme était aliéné depuis 4 ans.

Autopsie. — A l'incision de la dure-mère, qui est fortement plissée, il s'écoule une quantité notable de sérosité. Cette membrane présente sur la face droite de la faux, au niveau du tiers postérieur, deux noyaux d'ossification réunis par une lamelle très-mince formée d'aiguilles de même constitution. Celle située en avant est conique à base dirigée en arrière, la pointe vers le sinus longitudinal et mesure $0^m,012$ de longueur, $0^m,006$ de largeur et $0^m,007$ d'épaisseur. La postérieure est de forme irrégulière et dentelée sur les bords.

La face libre de ces deux ossifications est mamelonnée, irrégulière, la face adhérente à la faux est plane. Les méninges sont injectées et légèrement opaques; elles ont contracté des adhérences avec la surface des circonvolutions cérébrales. Les ventricules sont dilatés par une quantité anormale de sérosité. La substance cérébrale est rougeâtre et ramollie dans toutes ses parties. Le cervelet offre une diminution de consistance. La moelle épinière est ramollie.

35e OBSERVATION. — M..., Jean, âgé de 39 ans, ancien militaire, arrivé à l'asile le 22 mai 1859, où il succomba, le 11 juin de la même année, à une entérite chronique. Une sœur de ce malade était aliénée. Cet homme était de tempérament sanguin et d'une bonne constitution. Il s'adonnait à l'ivrognerie. Longtemps déjà avant son entrée, on avait remarqué chez lui de la dyspnée, une propension irrésistible au sommeil; il était sujet aux rêves. Cet homme, à son arrivée à Stéphansfeld, présentait les symptômes d'une paralysie générale arrivée déjà à une période avancée. Le malade, très-affaibli, était incohérent, presque continuellement agité et offrait quelques idées prédominantes de grandeur et de richesse.

Autopsie. — Lorsqu'on incise la dure-mère, il s'écoule de la sérosité. On trouve dans la faux de la dure-mère deux noyaux d'ossification dont un allongé et se présentant sous forme d'aiguilles, situé à un travers de doigt de l'apophyse *crista galli*, mesure $0^m,02$ de longueur, $0^m,006$ dans sa plus grande largeur et environ $0^m,001$ d'épaisseur. Il est de forme irrégulière et présente sur son pourtour de nombreuses aspérités. Sa surface est mamelonnée. Ce noyau n'est adhérent à la faux que par une très-faible partie de sa circonférence, et est pour ainsi dire suspendu à cette membrane. Sa pointe, libre de toute adhérence, est située entre les deux hémisphères cérébraux.

La seconde ossification, placée à $0^m,02$ de la première en arrière, est implantée sur la face gauche et le bord libre de la faux; elle a une hauteur et une largeur de $0^m,01$, ses bords sont déchiquetés. Au même niveau et du côté opposé se trouve une autre ossification, de sorte qu'elles forment à elles deux un noyau de $0^m,004$ d'épaisseur. La surface est irrégulière et bosselée. L'arachnoïde est épaissie, opaque, et présente à certaines places une infiltration qui lui donne l'aspect d'une espèce de gelée. La pie-mère est rougeâtre; il existe quelques adhérences avec le bord des circonvolutions, particulièrement à la région des lobes antérieurs. Le parenchyme cérébral est ramolli. Ce ramollissement est diffluent à la région du corps calleux. Les ventricules sont gorgés de sérosité.

36e OBSERVATION. — G..., Léon-Samuel-Antoine, âgé de 56 ans, mort le 12 août 1863 de congestion cérébrale. Ce malade est arrivé à l'asile dans un état d'affaiblissement considérable des facultés intellectuelles et de la locomotion. Il était constamment agité et n'avait de repos ni jour ni nuit; il poussait des cris incessants, déchirait ses vêtements et se livrait à des actes de violence envers les personnes qui l'approchaient. Il fut pris d'une attaque de congestion cérébrale qui l'enleva rapidement. — L'aliénation mentale datait de plusieurs années.

Autopsie. — Les os du crâne sont fortement injectés. A l'incision de la dure-mère, il s'écoule une quantité assez considérable de sérosité. Il existe une ossification de la faux de la dure-mère, du volume d'un pois, située à la partie supérieure de la faux, du côté gauche. Elle est de forme aplatie et mesure $0^m,007$ de longueur sur $0^m,004$ de largeur. Son épaisseur est de $0^m,002$. Les méninges sont opaques et épaissies, les nombreux vaisseaux qui les sillonnent sont gorgés de sang noir et liquide. On constate l'existence d'adhérences intimes à la partie antérieure et supérieure des hémisphères, entre les méninges et la substance corticale du cerveau. La substance cérébrale est fortement sablée et ramollie. Ce ramollissement est surtout très-manifeste pour la substance grise. Dans les ventricules, il existe une quantité notable de sérosité sanguinolente. Le corps calleux, les couches optiques et les corps striés sont diffluents. Le cervelet participe au ramollissement général de l'encéphale.

37e OBSERVATION. — R..., Édouard, âgé de 39 ans, mort le 10 janvier 1860 de pneumonie. Ce malade présentait, comme caractère de son affection, un anéantissement à peu près complet des facultés, un embarras de la parole très-marqué et un affaiblissement musculaire, qui s'est accru progressivement et a fini par rendre tout à fait impossibles la marche et les mouvements volontaires. Nous ne possédons pas de renseignements sur les antécédents de ce malade.

Autopsie. — On constate un épaississement considérable des os du crâne; la dure-mère est injectée. Lorsqu'on incise cette membrane, il s'écoule une quantité notable de sérosité. La dure-mère présente 4 ossifications : la première, située au tiers postérieur gauche de la faux, à $0^m,01$ du bord libre. Ses contours sont très-irréguliers. Sa longueur, de $0^m,03$, est parallèle au bord libre de la faux; sa largeur est de $0^m,007$ et son épaisseur de $0^m,003$. La face libre est mamelonnée; la face adhérente est plane. Il n'existe pas de trace de la présence de ce produit inflammatoire au niveau correspondant de la face droite de la faux. A $0^m,005$ en arrière de la précédente, partant du sinus longitudinal supérieur et se dirigeant obliquement en arrière, se trouve une seconde ossification en forme de fuseau. Elle mesure $0^m,022$ de longueur, $0^m,004$ de largeur et $0^m,003$ d'épaisseur. Sur le côté droit de la faux, allant d'avant en arrière, on rencontre à $0^m,01$ de l'apophyse *crista galli*, contre le sinus longitudinal supérieur, plusieurs petits noyaux osseux qui, en se réunissant, forment une lamelle irrégulière de $0^m,025$ de long. A $0^m,052$ de cette ossification, se trouvent plusieurs aiguilles osseuses dirigées de la faux vers l'occiput. Ces trois premières ossifications présentent la forme lamelleuse, et cette dernière, ainsi que nous l'avons dit, celle en aiguille. L'arachnoïde et la pie-mère sont fortement injectées; elles présentent à leur surface de nombreuses arborisations et offrent une couleur rougeâtre très-uniforme. Ses membranes adhèrent intimement à la substance corticale dans quelques parties des lobes antérieurs du cerveau. Le parenchyme cérébral est fortement injecté et ramolli. Ce ramollissement est diffluent au corps calleux. Les ventricules sont dilatés et contiennent une assez grande quantité de sérosité. Le cervelet est également injecté et ramolli; la moelle est ramollie dans toute son étendue et réduite à l'état de bouillie à sa partie inférieure.

Manie.

38e OBSERVATION. — W..., Sophie, âgée de 56 ans, décédée, suite d'apoplexie cérébrale, le 8 juin 1865. L'aliénation mentale chez cette femme était caractérisée par une perversion morale très-grande. Elle était sujette à de violents accès d'agitation qui la rendaient dangereuse pour les personnes de son entourage. Pendant ces accès, on remarquait surtout chez elle une incohérence extraordinaire. La malade se plaignait fréquemment de céphalalgie frontale très-intense, surtout du côté droit.

Autopsie. — Les os du crâne sont fortement injectés. La face externe de la dure-mère présente une coloration bleuâtre. Il existe une ossification considérable implantée dans la faux de la dure-mère et faisant saillie à droite. Cette ossification a 0^m,038 de longueur et une largeur de 0^m,02; sa plus grande épaisseur est de 0^m,003. Elle est dirigée en avant et présente sur son bord six pointes très-aiguës. Sa surface est bosselée et irrégulière. Ce produit morbide ressemble assez exactement à une crête de coq. A 0^m,02 plus en avant on rencontre, du côté droit, une autre ossification moins volumineuse, de forme allongée, mesurant 0^m,01 de longueur, les bords en sont réguliers. En arrière de la grande ossification, on en voit trois autres plus petites placées en triangle sur le côté droit de la faux. Il s'écoule à l'incision de la dure-mère une légère quantité de sérosité roussâtre. Les méninges ne présentent d'autre lésion qu'un léger épaississement et de l'injection. Le cerveau est injecté dans toutes ses parties. On trouve dans les ventricules de la sérosité mêlée à du sang. Les couches optiques, les corps striés ainsi que le corps calleux sont fortement ramollis. Le pont de VAROLE est détruit et ne forme plus qu'un foyer rempli par un caillot de sang noirâtre. Le cervelet est injecté et ramolli. (Voir la planche, fig. 2.)

39e OBSERVATION. — B..., Hubert, âgé de 58 ans, décédé le 12 mai 1864, suite d'emphysème pulmonaire. Ce malade avait éprouvé les premiers symptômes d'aliénation mentale à l'âge de 29 ans, à la suite d'excès alcooliques. Depuis cette époque, il avait fait plusieurs séjours à l'asile; sorti guéri chaque fois, il n'avait pas tardé à reprendre ses habitudes d'intempérance, et bientôt se déclarait un nouvel accès de manie. La dernière fois, B... fut ramené à l'asile, dans le courant de 1860. A partir de cette époque, on observa chez lui des accès de manie aiguë, survenant à intervalles irréguliers, mais se prolongeant, chaque fois, pendant plusieurs semaines. Dans les périodes de calme, le malade était tranquille, apathique; l'intelligence paraissait affaiblie. Ces accès d'agitation maniaque ne se sont jamais accompagnés d'aucuns accidents cérébraux.

Il était atteint d'une hypertrophie considérable du cœur et, consécutivement, d'un emphysème pulmonaire et d'une bronchite habituelle.

Autopsie. — Il existe à la face interne de la dure-mère, du côté gauche, une néo-membrane de nouvelle formation très-vasculaire. Cette membrane adhère intimement à la dure-mère. On trouve la même production morbide, à l'état rudimentaire, sur la dure-mère qui tapisse les fosses antérieure et moyenne gauches de la base du crâne. A gauche sur la faux de la dure-mère, à environ 0^m,06 de la tente du cervelet, se trouve une ossification à surface rugueuse inégale, ayant une longueur de 0^m,01, une largeur de 0^m,005 et une épaisseur de 0^m,002. Cette ossification se dirige de dedans en dehors et d'avant en arrière. Le cerveau est injecté à sa surface. Les méninges sont épaisses et opaques dans toute leur étendue, mais ne présentent aucune adhérence avec la substance corticale. Le cerveau et le cervelet sont injectés et ramollis. La moelle épinière offre un commencement de ramollissement.

40ᵉ OBSERVATION. — O..., Joseph, âgé de 61 ans, arrivé à l'asile de Stéphansfeld, le 30 décembre 1858, décédé suite d'anasarque, le 13 janvier 1859. Ce malade, sur les antécédents duquel nous avons peu de renseignements, était dominé par des idées d'orgueil et de vanité exagérées, ainsi que par des sentiments religieux poussés jusqu'à la superstition. On indique comme cause de l'aliénation des revers de fortune et des excès alcooliques. Il fut pris d'un premier accès il y a 20 ans et soumis à un traitement dans l'asile départemental du Bas-Rhin. Après 9 mois de séjour dans cet établissement, il en sortait complétement guéri. Le dernier accès remontait à la fin de l'année 1858; le malade était déjà très-affaibli et souffrait d'une anasarque qui l'enleva peu de jours après son entrée.

Autopsie. — Les os du crâne sont très-injectés. La dure-mère incisée laisse écouler une quantité assez considérable de liquide séreux. Sur la face gauche de la faux se trouvent implantés trois noyaux d'ossification dont un est très-volumineux. Le premier est situé à 0^m,03 de l'apophyse *crista galli;* il est de forme arrondie, à base adhérente plane; sa surface est convexe. A 0^m,04 plus en arrière, vers le milieu de la faux, se trouve un second noyau ayant 0^m,015 de longueur, 0^m,013 de largeur et environ 0^m,004 d'épaisseur. Sa surface est bosselée, inégale, ses bords sont inégalement découpés sans présenter toutefois de pointes; la face adhérente à la faux est plane. Également à 0^m,01 au-dessus et en arrière se trouve une autre ossification du volume d'un grain de chènevis, à surface arrondie. La partie du cerveau correspondant à la plus grande de ces ossifications est déprimée. Les méninges sont injectées. Le cerveau est sablé et l'on constate un degré de ramollissement assez marqué de cet organe. Une forte quantité de sérosité distend les ventricules cérébraux. Les couches optiques, le corps calleux et les corps striés sont plus particulièrement ramollis. L'injection et le ramollissement s'étendent au cervelet et à la moelle épinière.

41ᵉ Observation. — F..., Catherine, âgée de 55 ans, décédée le 7 mars 1863, d'entérite chronique. Cette femme, atteinte d'aliénation mentale depuis près de 15 ans, était incohérente, irritable et paraissait en outre tourmentée par quelques idées fixes prédominantes.

Autopsie. — On observe une légère injection des méninges et de l'injection à la surface des hémisphères. La dure-mère présente à sa surface interne, le long du sillon qui donne naissance à la faux et surtout à droite, plusieurs noyaux d'ossification; l'un d'entre eux, situé à la partie moyenne, présente le volume d'un gros pois; sa surface externe est inégale. Il est situé sur la surface viscérale de la dure-mère du côté droit et en avant. Ce noyau mesure 0ᵐ,012 de longueur, 0ᵐ,008 de largeur et 0ᵐ,004 d'épaisseur. Ses bords sont inégaux et forment des saillies très-aiguës placées surtout en avant. Vers le milieu de la faux et du même côté existe une aiguille osseuse de 0ᵐ,015 de longueur; elle est située transversalement. Du côté gauche et en arrière le long du sinus longitudinal, on trouve deux petits noyaux osseux de forme arrondie. Le cerveau est légèrement injecté, la substance blanche est sablée dans la plus grande partie de son étendue. Les ventricules renferment peu de sérosité, la membrane qui les recouvre est épaissie, granulée à sa surface et présente une consistance très-grande; elle semblerait atteinte d'un commencement de dégénérescence cartilagineuse. Le cervelet n'offre rien de particulier. Le poids du cerveau donne une différence de 18 grammes en moins pour l'hémisphère gauche et de 17 grammes en moins pour le lobe droit du cervelet. Cependant rien n'explique cette différence de poids pour l'hémisphère gauche et le lobe cérébelleux droit, qui présentaient à l'aspect extérieur le même volume que celui qu'offrait le côté opposé.

42ᵉ Observation. — M..., Adam, âgé de 43 ans, mort le 7 novembre 1860, des suites d'un emphysème pulmonaire. Cet homme n'avait jamais été malade, lorsqu'en 1857, à la suite d'une vive contrariété causée par une discussion avec ses voisins, on observa en lui les premiers troubles de l'intelligence. Son délire était caractérisé par une grande loquacité, de l'incohérence et une excessive mobilité.

Autopsie. — Les méninges sont injectées et ne présentent d'ailleurs aucune altération. Il existe, à droite et à gauche, dans les replis de la dure-mère avec son point de jonction avec la faux, deux petits noyaux d'ossification, en forme d'aiguilles ayant une longueur de 0^m,002 à 0^m,003. Le cerveau est volumineux et présente une coloration rosée. La substance blanche est un peu injectée. Il n'existe pas de sérosité dans les ventricules. Le cervelet est également volumineux et ne présente pas d'autre lésion. La moelle offre seulement, à une petite partie de la région dorsale, un ramollissement diffluent.

43e Observation. — H..., Rosalie, 42 ans, décédée le 2 avril 1861 de phthisie pulmonaire. Cette personne était de constitution chétive et de tempérament nerveux; elle jouissait d'un degré d'intelligence assez développé. Avant l'invasion de l'affection mentale, on remarqua qu'elle avait le regard égaré; elle restait en contemplation et en extase pendant longtemps, ne répondant pas aux questions qui lui étaient adressées, refusant des aliments, priant continuellement, se trouvant sans cesse dans une anxiété très-grande, se croyant damnée et appelant souvent la Vierge à son secours. Cette malade, sous l'influence de son délire, était en proie à des idées de suicide qui la tourmentaient beaucoup.

Autopsie. — Il existe une ossification à la partie supérieure et moyenne du côté droit de la faux de la dure-mère. Cette ossification paraît se composer d'un faisceau d'aiguilles accolées les unes aux autres. Elle se dirige obliquement d'avant en arrière et de dedans en dehors. Ce produit osseux a une longueur de 0^m,02 et une largeur de 0^m,003; son épaisseur est de 0^m,001 en arrière, les pointes sont très-acérées. Les méninges ne présentent aucune lésion notable. Le cerveau est tout à fait décoloré et semble avoir subi un commencement de ramollissement. Le corps calleux, les couches optiques et les corps striés paraissent plus ramollis que les autres parties du cerveau. La moelle épinière est à l'état normal.

44e Observation. — S..., Caroline, âgée de 37 ans, décédée le 26 juillet 1864 de congestion cérébrale. Cette femme était de forte constitution et de tempérament sanguin. Le chagrin qu'elle ressentit de la perte de sa mère a provoqué, dit-on, chez elle le développement de l'aliénation mentale qui s'est manifestée brusquement. Le délire était continu; la malade n'avait point de moments lucides; elle était très-incohérente et excessivement agitée.

Autopsie. — Les os du crâne sont injectés et épaissis. A l'incision de la dure-mère, il s'écoule une grande quantité de sérosité sanguinolente. Cette membrane est le siége de sept ossifications; la première, présentant la forme en aiguilles fines, est située sur le côté gauche à 0^m,05 de l'apophyse *crista galli* et à 0^m,008 de la faux. La seconde, plus considérable, à 0^m,05 en arrière de la première, du même côté, est aussi constituée par des aiguilles plus grosses et placées parallèlement, se dirigeant perpendiculairement à la faux. Sa surface est celle d'un losange. La troisième, du même côté, à 0^m,006 en arrière de la seconde, est plus épaisse qu'elle, et simule assez bien un fuseau d'une longueur de 0^m,012, sur 0^m,004 de largeur. Elle suit la même direction que la précédente. La quatrième, située à 0^m,005 de la troisième, de même grosseur, est dirigée obliquement de l'insertion de la faux vers l'occiput. Le côté droit est aussi le siège de trois ossifications dont deux sont placées symétriquement à la première et à la troisième, de même forme et de même grosseur qu'elles; la troisième, située sur la faux, dans le tiers postérieur, et du volume d'un pois, affecte la forme en plaque. Toutes ces ossifications sont rugueuses sur leur face libre, bosselées sur leur côté adhérent. Les méninges sont injectées et présentent à leur surface quelques taches laiteuses. Elles ne sont pas adhérentes à la substance corticale du cerveau. Le parenchyme cérébral est fortement ramolli et injecté; lorsqu'on en comprime une partie, on voit suinter à la surface de petites gouttes de sang noirâtre. Les ventricules sont distendus par une grande quantité de liquide séro-sanguinolent. Le ramollissement du cerveau est surtout marqué aux corps striés, aux couches optiques et au corps calleux. Le cervelet est également injecté et ramolli. La moelle épinière est tout à fait diffluente dans les deux tiers supérieurs de son étendue.

45e Observation. — M..., Barbe, âgée de 53 ans, décédée le 16 octobre 1863, des suites d'une hémorrhagie cérébrale. Cette femme, dont le premier accès remontait à l'année 1857, avait un délire caractérisé par des idées de grandeur et d'orgueil. Parfois elle croyait être un personnage d'une grande importance; les idées religieuses prédominaient chez elle. Elle était sujette à de violents accès d'agitation et d'une incohérence remarquable aussi bien dans ses paroles que dans ses actes. Elle succomba quatre heures après l'attaque d'apoplexie dont elle a été atteinte et qui a déterminé comme symptômes principaux : une perte de connaissance, la résolution des membres avec contracture plus prononcée à gauche, la respiration stertoreuse et de l'écume à la bouche.

Autopsie. — La dure-mère présente une coloration bleuâtre. Il existe trois ossifications considérables à la partie supérieure moyenne et gauche de la dure-mère. La première, de 0^m,02 de diamètre, est formée d'aiguilles s'entre-croisant sans ordre, de manière à former une plaque de 0^m,003 d'épaisseur. Sur la partie moyenne de cette ossification se trouve un noyau plus saillant, de la grosseur d'un pois, présentant de petits points rouges, traces de vascularisation. La deuxième, de même volume et de même structure, est située à 0^m,008 en arrière de la première, mais ne renferme pas de noyau comme elle. Ces deux ossifications sont séparées par une troisième, du volume d'un grain d'orge, formée de deux faisceaux d'aiguilles croisées de manière à former un X. La surface libre de ces ossifications est bosselée et la surface adhérente plane. En enlevant la dure-mère, on trouve une légère couche de sang noirâtre étalée à la surface de l'hémisphère droit. Les méninges ne présentent aucune lésion notable. Il existe dans le ventricule droit une grande quantité de sang noirâtre, liquide et pris en caillot. Les corps striés de ce côté sont déchirés et présentent une coloration noirâtre; l'hémorrhagie paraît avoir pris naissance dans cette partie du cerveau. Il existe d'autres petits foyers hémorrhagiques dans la protubérance annulaire. La substance cérébrale présente un léger degré de ramollissement et comme un état granulé. Les artères des différentes parties du cerveau offrent toutes une dégénérescence athéromateuse. La moelle épinière est dans son état normal. Le cervelet est injecté et légèrement ramolli. (Voir la planche, fig. 5.)

46e Observation. — H..., Frédéric, âgé de 67 ans, mort le 2 mai 1864 de phthisie pulmonaire. Ce malade, atteint d'aliénation depuis l'âge de 25 ans, était très-incohérent, d'une mobilité excessive et sujet à de fréquents accès d'agitation.

Autopsie. — Il s'écoule à l'incision de la dure-mère une grande quantité de sérosité. Tout près de l'insertion de la faux du côté gauche, il existe un noyau d'ossification considérable. Ce produit morbide a une longueur de 0^m,035, une largeur de 0^m,018 et une épaisseur de 0^m,003; ses bords sont irréguliers. Sa surface est bosselée, la partie adhérente à la faux plane. A 0^m,01 en arrière sur la partie viscérale de la dure-mère existe un second noyau d'ossification du volume d'un grain de chènevis, dont la surface est rugueuse et présente des aspérités. Les méninges sont boursouflées d'une façon remarquable; elles sont opaques dans toute leur étendue et ne présentent d'ailleurs aucune adhérence avec la substance corticale. Toute la substance cérébrale offre une coloration jaunâtre uniforme. Le cerveau est un peu ramolli. Les ventricules contiennent une quantité notable de sérosité. Le cervelet est également ramolli. La moelle épinière est presque diffluente dans toute son étendue. (Voir la planche, fig. 3.)

47e Observation. — J..., Nicolas, âgé de 59 ans, entre à l'asile de

Stéphansfeld, le 9 juin 1859, et y meurt de pneumonie le 4 août suivant. A la suite d'excès de boisson répétés, ce malade commença à donner les premiers signes d'aliénation environ un mois avant son arrivée à l'asile; l'affection débuta par une très-grande irritabilité et de fréquents actes de violence envers les siens. Pendant son séjour à Stéphansfeld, le malade était habituellement agité, d'une grande mobilité, loquace, presque toujours incohérent; il était sujet à des accès de surexcitation, sous l'influence desquels le délire prenait une intensité considérable. Ses actes, comme ses paroles, présentaient alors l'image du plus profond désordre. On remarquait chez lui une prédominance d'idées ambitieuses.

Autopsie. — La dure-mère est rougeâtre et présente quelques adhérences avec le crâne; elle contient dans les replis de sa faux de nombreux noyaux d'ossification. A gauche, à la face interne de la dure-mère, sur le bord de la faux, à $0^m,06$ de la tente du cervelet, se trouve un noyau osseux, arrondi, de la grandeur d'un pois. Il fait saillie et a une épaisseur de $0^m,004$. Son diamètre est de $0^m,005$. Du côté droit à la partie correspondante à celle occupée par le noyau de gauche, se trouve une plaque osseuse, s'étendant de dedans en dehors et se terminant en plusieurs pointes. Sa longueur est de $0^m,015$, sa largeur de $0^m,003$, son épaisseur de $0^m,001$. Plus en avant et également du même côté se voit une petite granulation osseuse du volume d'un grain de chènevis. Les méninges très-injectées présentent quelques taches laiteuses et n'offrent aucune adhérence avec la substance corticale. La substance grise est rougeâtre et un peu ramollie; la substance blanche est sablée. Il existe un ramollissement du corps calleux, des couches optiques et des corps striés. Le cervelet est très-volumineux et très-injecté; la substance grise paraît ramollie. (Voir la planche, fig. 6.)

48ᵉ OBSERVATION. — S..., Xavier, âgé de 57 ans, décédé le 12 février 1862, suite de bronchite capillaire. L'aliénation de ce malade était caractérisée par un désordre continu dans ses idées, un affaiblissement intellectuel très-marqué et une répugnance extrême pour toute espèce de travail.

L'aliénation remontait à plus de 20 ans.

Autopsie. — A l'incision de la dure-mère, il ne s'écoule qu'une très-légère quantité de sérosité; la face interne de cette membrane est injectée. Le long du bord supérieur gauche de la faux du cerveau, il existe quelques noyaux d'ossification d'un très-petit volume. Le cerveau est injecté; il paraît légèrement infiltré et présente un premier degré de ramollissement dans toutes ses parties, notamment au corps calleux, aux corps striés et aux couches optiques.

L'arachnoïde est opaque. A la région supérieure et antérieure des deux hémisphères, le long du bord supérieur, on remarque un développement considérable des glandes de Pacchioni. La moelle est ramollie dans toute sa longueur; le cervelet présente la même altération.

49e Observation. — J..., Martin, âgé de 47 ans, décédé le 5 mars 1864, suite de pneumonie. Ce malade, sujet à des accès d'agitation, se livrait fréquemment à des actes de violence envers les personnes de son entourage. Il se regardait comme un grand criminel et s'attendait à subir des châtiments terribles en expiation de ses fautes. L'idée de la perdition de son âme le tourmentait par-dessus tout. Un de ses oncles avait été à plusieurs reprises atteint d'aliénation mentale.

Autopsie. — Les méninges sont injectées. Elles ne présentent d'ailleurs aucune lésion caractéristique. Il existe un petit noyau d'ossification accolé à la partie moyenne de la paroi interne de la faux de la dure-mère, du côté droit. Le cerveau est injecté et offre partout une tendance au ramollissement. La moelle est également ramollie.

Lypémanie.

50e Observation. — B..., Marie-Barbe, veuve K..., âgée de 36 ans, décédée des suites d'une congestion cérébrale le 6 août 1861. Invasion brusque de l'aliénation causée par la mort de son mari. Stupeur d'abord, agitation très-grande et enfin délire général et continu. Pas de maladies antécédentes.

Autopsie. — A l'incision de la dure-mère, il s'écoule de la sérosité. En arrière et à droite de la faux de la dure-mère, on trouve plusieurs petites ossifications stratifiées et réunies. Les méninges sont fortement injectées. Il n'existe pas d'adhérences intimes entre celles-ci et le parenchyme cérébral. Le parenchyme cérébral est fortement sablé; il présente un certain degré de ramollissement, il est faiblement élastique et légèrement empâté. Le corps calleux, les couches optiques et les corps striés offrent une consistance à peu près normale. Le cervelet est injecté et ramolli.

51e Observation. — B..., Marguerite, veuve E..., âgée de 81 ans, décédée le 3 mai 1861, des suites d'un emphysème pulmonaire. Cette malade, très-intéressée, se croit poursuivie par des ennemis imaginaires qui cherchent à la dépouiller du peu qu'elle possède. Elle est souvent agitée. Nous ne possédons pas d'autres renseignements sur son compte.

Autopsie. — A l'incision de la dure-mère, il s'écoule une quantité notable de sérosité. Les méninges sont légèrement opaques, surtout en arrière. Il existe un noyau d'ossification à la partie supérieure et moyenne du côté gauche du feuillet viscéral de la dure-mère. Cette ossification, de forme arrondie, mesure à peu près 0^m,005 dans toutes ses dimensions.

Le cerveau présente un ramollissement évident, ramollissement surtout fort avancé aux couches optiques, au corps calleux et aux corps striés.

Les ventricules sont remplis de sérosité. Le cervelet est également ramolli.

52e Observation. — G..., Adèle, âgée de 39 ans, décédée le 4 juin 1861, par asphyxie occasionnée par une tumeur squirrheuse volumineuse comprimant l'aorte.

Cette malade, née d'un père original, avait l'imagination très-vive, exaltée encore par la lecture des romans. Avant l'invasion de la folie, on n'avait pas observé de troubles fonctionnels chez cette jeune fille. Son délire roule toujours sur les idées de mariage qui la tourmentent sans cesse. Le délire est continu ; la malade ne supporte pas de contradiction sans se fâcher et même, parfois, sans se laisser aller à des actes de violence envers les personnes qui cherchent à lui faire entendre raison.

Autopsie. — Les os du crâne sont rougeâtres, la dure-mère est fortement injectée et offre une coloration bleuâtre uniforme ; il s'écoule à son incision une quantité notable de sérosité. Vers la partie moyenne et sur la région latérale gauche de la faux, se trouve une ossification en aiguille, de la longueur de 0^m,001 environ.

Les méninges sont très-amincies et généralement injectées. La substance corticale est enduite d'une espèce de vernis séreux et présente une diminution de consistance. La substance blanche est pâteuse et imparfaitement élastique. Les capillaires qui la parcourent sont distendues et laissent suinter du sang noirâtre ; elle offre, en général, un degré de ramollissement marqué. Ce degré est plus prononcé aux couches optiques et aux corps striés. Les ventricules renferment une quantité notable de sérosité.

53e Observation. — T..., Angélique, femme Th..., âgée de 69 ans, décédée le 24 novembre 1864 par suite d'un abcès phlegmoneux. Depuis 20 ans, cette femme était sujette à des céphalalgies fréquentes et très-intenses. Elle est sans cesse tourmentée par des craintes imaginaires, et se croit poursuivie par des ennemis qui ont juré sa mort.

Autopsie. — Les os du crâne sont fortement injectés; la dure-mère laisse écouler, lorsqu'on l'incise, une assez forte quantité de sérosité. Cette membrane porte, à sa partie viscérale droite et dans le voisinage de l'apophyse *crista galli* à $0^m,02$ de la faux, deux plaques osseuses de même grandeur, de peu d'épaisseur, de forme arrondie, mesurant $0^m,007$ de diamètre. Leur surface est inégale, rugueuse. On n'observe pas d'altération des parties situées au-dessous.

La substance cérébrale est fortement injectée, ainsi que les méninges. Dans les ventricules cérébraux, il existe une grande quantité de sérosité sanguinolente. Le cervelet et la moelle épinière sont également injectés, mais ne présentent pas de traces de ramollissement.

54e OBSERVATION. — Sch..., Marie-Anne, veuve H..., âgée de 72 ans, décédée le 10 septembre 1863, des suites d'une congestion cérébrale, était entrée depuis peu de temps à l'asile. Elle était atteinte de lypémanie ambitieuse et s'adonnait à l'ivrognerie depuis un grand nombre d'années. Sous l'influence de ses excès, elle devint violente, querelleuse, cherchait procès à tout le monde, prétendant qu'on lui volait son bien, qu'on cherchait à la discréditer publiquement, etc. Afin de pouvoir suffire à ses habitudes d'ivrognerie et payer les nombreux frais occasionnés par les procès, elle vendait à vil prix tout ce qu'elle possédait. Sa santé s'affaiblit de plus en plus et le délire augmenta de jour en jour.

A son entrée à l'établissement, elle était très-affaiblie et très-amaigrie, elle avait les extrémités œdématiées. Sa figure était pâle, jaunâtre, les yeux fatigués. La respiration était difficile, le pouls irrégulier, les battements du cœur anormaux. Les nuits sont agitées, la malade est fort irritée contre sa famille; elle la menace de la déshériter, etc. — Urines non albumineuses.

Pendant son séjour à l'asile, elle fut prise plusieurs fois de syncopes. On constata l'existence d'une ascite considérable avec énorme infiltration des extrémités, surtout du côté gauche. La maladie continua à faire des progrès rapides qui amenèrent la mort.

Autopsie. — Les os du crâne sont amincis. La dure-mère laisse écouler, à l'incision, une forte quantité de sérosité. Elle présente, vers le tiers antérieur de la faux du côté gauche un noyau d'ossification en forme de plaque qui mesure $0^m,008$ de longueur sur $0^m,003$ de large et $0^m,001$ d'épaisseur. Les méninges sont épaissies et offrent de nombreuses taches laiteuses à leur surface. Dans la fosse occipitale gauche, il existe, à la surface interne de la dure-mère, une néo-membrane épaisse et fortement adhérente à la dure-mère. A la partie postérieure externe du lobe gauche, près de la scissure de Sylvius, on constate l'existence d'un ancien foyer hémorrhagique caractérisé par un manque de substance du volume d'une noix. Le parenchyme cérébral est sablé; il présente, du reste, dans toutes ses parties, sa consistance normale, ainsi que le cervelet. Les ventricules sont gorgés de sérosité.

55e Observation. — K..., Jean, âgé de 58 ans, mort des suites d'une hypertrophie du cœur le 4 septembre 1860. Ce malade était en proie à des hallucinations de la vue et de l'ouïe; il était, en outre, tourmenté par des craintes imaginaires. Depuis plusieurs années, cet homme souffrait d'une migraine très-vive, qui l'avait forcé à suspendre tout travail. Lorsqu'il arriva à l'asile, son délire ne remontait qu'à 48 heures.

Autopsie. — A l'incision de la dure-mère, il s'écoule une quantité notable de sérosité. On trouve des ossifications en aiguilles situées au tiers postérieur du côté droit de la faux de la dure-mère et enlacées dans les replis, qui s'étendent du sinus longitudinal supérieur à la surface viscérale de la dure-mère. Elles sont accolées transversalement sur le côté droit de cette membrane. Les lamelles ont $0^m,01$ de longueur sur $0^m,003$ de largeur et sont très-minces.

L'arachnoïde présente à la région latérale et supérieure des hémisphères une teinte opaque uniforme. Cette membrane est épaissie; la pie-mère est infiltrée et injectée; il n'existe d'ailleurs aucune adhérence avec les méninges et la substance corticale. Le cerveau est œdématié, injecté et sensiblement ramolli. Ce ramollissement est très-prononcé aux parties centrales, au corps calleux, aux couches optiques et aux corps striés. Il existe une petite quantité de sérosité dans les ventricules.

Le cervelet est également ramolli, ainsi que la moelle épinière.

56e Observation. — L..., Madeleine, âgée de 47 ans, décédée le 22 février 1861, suite de péritonite.

Cette femme a toujours été d'une intelligence très-bornée; abandonnée par sa famille, elle se laissa aller au libertinage. En 1854, elle fut atteinte du choléra. L'affection mentale s'est développée lentement.

Autopsie. — La dure-mère présente une coloration bleuâtre; elle adhère à quelques parties du bord supérieur des hémisphères. On trouve un petit noyau d'ossification en avant et à droite, et un autre, beaucoup plus considérable, en arrière et à gauche. Les méninges présentent partout une injection noirâtre; elles sont épaissies et opaques dans quelques parties, surtout à la région supérieure et latérale. Il n'existe pas d'adhérences. Le cerveau est le siége d'une injection considérable, la substance grise est rougeâtre, la substance blanche offre un piqueté très-marqué. Le parenchyme cérébral présente partout une diminution de consistance.

Le ramollissement est cependant plus prononcé aux couches optiques et aux corps striés.

Le corps calleux est presque diffluent. Le cervelet est seulement injecté.

57e Observation. — N..., François-Xavier, âgé de 55 ans, décédé le 1er mars 1864, suite de pneumonie.

Ce malade, forçat libéré, se renfermait dans un mutisme absolu; il était dans un état de tristesse habituelle et dominé par des idées fixes qui consistaient principalement dans la crainte d'être assassiné.

Dans quelques paroles qu'il prononçait, on pouvait remarquer un léger tremblement fibrillaire des lèvres. Il n'existait aucun autre signe apparent de paralysie. Quelques jours avant sa mort il fut pris de pneumonie.

Autopsie. — Il s'écoule, à l'incision de la dure-mère, une grande quantité de sérosité. Il existe le long de la faux de la dure-mère, à sa partie antérieure, un noyau d'ossification très-pointu à ses deux extrémités. Cette ossification se présente sous forme d'un noyau très-allongé d'une longueur de 0m,012, ayant une épaisseur de 0m,002 et une largeur de 0m,003. Elle est comme suspendue par un pédicule au bord libre de la faux du cerveau. Les méninges sont complétement opaques, épaissies et fortement infiltrées. Il n'existe point d'adhérences entre elles et la substance corticale. Le cerveau est injecté et ramolli dans quelques-unes de ses parties. On trouve un petit foyer hémorrhagique récent à la partie postérieure de la couche optique droite.

Les ventricules sont énormément dilatés et contiennent une quantité considérable de sérosité. La membrane qui les recouvre présente une injection sous forme de pointillé.

Les artères du cerveau sont athéromateuses.

Le cervelet est injecté.

58e Observation. — G..., Clément, âgé de 65 ans, mort de phthisie pulmonaire, le 12 septembre 1861. Depuis son enfance, ce malade était sujet à de violents maux de tête. Il était tourmenté par des idées de suicide et de persécution.

Autopsie. — A l'incision de la dure-mère, il s'écoule une abondante quantité de sérosité. Cette membrane est épaissie et sa cavité viscérale parsemée de suffusions sanguines. On trouve à la partie moyenne de la faux et du côté gauche, une aiguille d'ossification de la longueur de $0^m,012$, se dirigeant obliquement de dedans en dehors, de la faux vers la dure-mère viscérale. Les glandes de PACCHIONI sont nombreuses et hypertrophiées. Les méninges sont légèrement épaissies et présentent une teinte opaline. La pie-mère est œdématiée. Les circonvolutions sont profondes et enduites d'une espèce de vernis séreux. La substance grise se laisse facilement décaper. La substance blanche a perdu toute élasticité. Les couches optiques et les corps striés offrent un degré prononcé de ramollissement. Le cervelet est ramolli et la moelle épinière également dans toute son étendue.

59ᵉ OBSERVATION. — B..., Louise, âgée de 59 ans, entrée à l'asile, le 9 décembre 1857, décédée de pneumonie, le 30 octobre 1859. La maladie paraît avoir débuté par une céphalalgie intense. La femme était sujette aux rêves et avait de fréquentes insomnies. Depuis six mois environ, la malade était tombée dans un état de mélancolie profonde. Elle s'imaginait être poursuivie par des êtres fantastiques qui cherchaient à lui nuire. La présence de son mari et des colocataires de la maison qu'elle habitait la mettait dans un état d'agitation extrême.

Autopsie. — Lorsque la calotte crânienne est enlevée, on trouve, à la région qui correspond à l'angle rentrant des pariétaux, une dépression assez profonde de la circonférence d'une pièce de cinq francs et située entre les bords supérieurs des hémisphères cérébraux, sur les côtés desquels elle s'appuie dè manière à déprimer fortement les circonvolutions sous-jacentes. Cette dépression est occasionnée par une assez forte quantité de sérosité qu'on trouve épanchée dans cette région. La dure-mère est injectée, surtout aux régions pariétales. A la région antérieure on la voit suivre exactement les sinuosités des circonvolutions dans lesquelles, au premier abord, elle paraît incrustée. Il s'écoule, à son incision, une forte quantité de sérosité sanguinolente. La région antérieure de la faux du côté gauche est le siége d'une ossification se présentant sous forme de fuseau, de la longueur de $0^m,04$; sa surface externe, bosselée, regarde vers l'hémisphère gauche. Elle est située sur le bord inférieur de cette membrane. Du côté droit une éminence appartenant à la même ossification, de forme arrondie, repose sur l'hémisphère droit, logée dans une dépression de même forme. Les glandes de PACCHIONI sont nombreuses et développées. Les méninges, quoique peu épaisses, offrent de la résistance; elles sont particulièrement injectées aux régions latérales, où elles offrent des taches lactescentes dans l'opacité desquelles on voit ramper des veines gorgées de sang noir. La substance grise est ramollie et se déchire facilement au contact d'un linge sec. Les circonvolutions sont profondes et écartées l'une de l'autre. La substance blanche n'offre aucune élasticité; elle est empâtée, sablée et généralement ramollie. Le corps calleux est fortement ramolli, ainsi que les couches optiques et les corps striés. Les toiles choroïdiennes sont injectées et parsemées de petits kystes séreux. Les ventricules latéraux renferment une quantité anormale de sérosité. Le cervelet participe à l'injection et au ramollissement général.

60e Observation. — R..., Geneviève, âgée de 63 ans, décédée le 22 novembre 1861, suite d'hydropisie.

L'aliénation mentale a été consécutive à une fièvre typhoïde grave. Cette femme très-affaiblie, plongée dans la plus affreuse misère, commença à avoir des inquiétudes d'avenir qui ne la quittèrent bientôt plus et occasionnèrent son envoi à l'asile de Stéphansfeld. Son délire ne s'est pas modifié pendant toute la durée de son séjour dans cet établissement.

Autopsie. — Les os du crâne sont décolorés. A l'incision de la dure-mère, il s'écoule une quantité considérable de sérosité. Il existe un petit noyau d'ossification de forme ovalaire, situé sur le côté droit de la faux de la dure-mère, près du sinus longitudinal supérieur. Il se dirige d'avant en arrière. Cet ostéophyte a une longueur de $0^m,002$; sa largeur et son épaisseur sont de $0^m,001$. Les méninges sont légèrement épaissies et présentent, surtout en arrière, des taches lactescentes assez étendues. Il n'existe pas d'adhérence intime entre la substance grise et la pie-mère. Le parenchyme cérébral offre à l'incision un aspect œdémateux et légèrement sablé. Il présente un léger degré de ramollissement, tant de la substance grise que de la blanche. Les ventricules sont distendus par une grande quantité de sérosité opaline. Le corps calleux, les couches optiques et les corps striés sont légèrement ramollis. Le cervelet présente à la coupe un aspect sablé et est le siége d'un ramollissement assez prononcé. La moelle épinière est ramollie dans toute son étendue, mais surtout dans la région dorsale, où elle est diffluente.

61e Observation. — B..., Edouard, âgé de 49 ans, mort le 8 juin 1861, des suites d'une pneumonie. Il était sujet à la céphalalgie depuis son enfance. A la suite d'une affection vénérienne négligée, les douleurs de tête redoublèrent et le malade commença à donner les premiers signes d'aliénation mentale. Cet homme était bien constitué et de tempérament lymphatique. Son éducation avait été assez soignée. Depuis sa maladie, il était devenu triste, taciturne, et fuyait la société au lieu de la rechercher.

Autopsie. — La dure-mère est plissée; il s'écoule à son incision une forte quantité de sérosité. On trouve à la partie antérieure de la faux, à 0^m,03 de l'apophyse *crista galli,* un noyau d'ossification de la forme d'une pyramide quadrangulaire et proéminent du côté gauche, sans avoir toutefois laissé de traces de sa présence sur la région correspondante de l'hémisphère cérébral gauche. Cette ossification a 0^m,02 de longueur, 0^m,01 de largeur et 0^m,007 d'épaisseur. La tension exercée sur la faux par le développement de cette ossification, a produit une déchirure de la faux dans le sens de sa longueur. Les méninges sont injectées et épaissies; les glandes de PACCHIONI sont nombreuses et développées le long des bords supérieurs des hémisphères cérébraux. Le cerveau s'étale lorsque les méninges sont enlevées; les circonvolutions sont profondes. La substance grise est ramollie; il en est de même de la substance blanche, qui offre une décoloration marquée. Le corps calleux, la voûte, les corps striés et les couches optiques surtout sont réduits à un état de diffluence prononcé. Le cervelet participe au ramollissement général.

62e OBSERVATION. — G..., François, âgé de 30 ans, décédé le 8 août 1864 de phthisie pulmonaire. Ce malade, qui fut toujours d'une piété exagérée et très-superstitieux, finit par s'imaginer qu'il était Dieu lui-même. C'est environ un an avant son entrée à l'asile que le délire se manifesta pour la première fois par une très-vive agitation. D'un caractère très-violent, il passait ses journées à prier et à prêcher. En dehors de ses idées religieuses, le malade répondait assez sensément aux questions qu'on lui adressait.

Autopsie. — Les os du crâne sont amincis et décolorés. A l'incision de la dure-mère, il s'écoule un peu de sérosité. On trouve deux petits noyaux d'ossification à la partie antérieure de la faux du cerveau. Le premier, situé à la partie antérieure à trois travers de doigt environ de l'insertion de cette membrane, est remarquable par les pointes acérées qu'il forme. Ce noyau mesure 0^m,014 de longueur, 0^m,005 de large et 0^m,002 d'épaisseur. Ce produit inflammatoire est adhérent par son bord supérieur au bord libre de la faux, les deux pointes qu'il forme sont dirigées en arrière. La surface de cette ossification est irrégulière et rugueuse. A 0^m,02 plus en arrière, on voit encore deux granulations osseuses de très-petite dimension. Les méninges ne présentent d'autre altération qu'une légère injection; elles n'adhèrent pas à la substance corticale. Le parenchyme cérébral a sa consistance normale; il en est de même du cervelet et de la moelle épinière.

63e OBSERVATION. — R..., Catherine, âgée de 53 ans, décédée le 17 janvier 1862 de congestion cérébrale. Cette femme, depuis son entrée à l'établissement, nous a présenté continuellement les mêmes particularités.

Elle était atteinte d'hypochondrie et ne cessait de se plaindre, de parler de ses douleurs imaginaires; elle accusait des souffrances dans les parties du corps les plus diverses, mais particulièrement à la tête. Son teint était jaunâtre; elle souffrait d'un ozène qui répandait une odeur des plus désagréables. Du reste, les différentes fonctions organiques s'accomplissaient d'une manière assez normale. Atteinte d'un engouement pulmonaire double avec hépatisation à gauche, elle fut prise de suffocations et de syncopes qui l'enlevèrent brusquement.

Autopsie. — A l'incision de la dure-mère, il s'écoule une légère quantité de sérosité. On trouve, vers la face gauche de la faux, au tiers postérieur, un noyau d'ossification, du volume d'une forte noisette, aplati à sa face adhérente, arrondi à sa face libre. Cette ossification est dirigée de haut en bas et d'avant en arrière, la partie supérieure est arrondie et l'inférieure, s'amincissant, se divise en deux parties tranchantes. Elle mesure, dans sa plus grande longueur $0^m,03$ sur une largeur de $0^m,015$; à la partie supérieure son épaisseur est de $0^m,01$. Les méninges sont fortement injectées; des vaisseaux nombreux, distendus et remplis de sang noirâtre sillonnent leur surface. Sur l'arachnoïde, il existe de place à autre des plaques opaques et jaunâtres; les glandes de PACCHIONI sont fortement développées; la pie-mère est injectée et épaissie.

Il n'existe d'ailleurs pas d'adhérences entre la substance corticale et les méninges. Le cerveau partout est injecté. La substance blanche est fortement sablée. On y constate l'existence d'une quantité anormale de sérosité dans les ventricules; la membrane qui les recouvre est épaissie et chagrinée; les corps striés et les couches optiques sont ramollis.

On trouve, le long du corps calleux, à gauche et en arrière, une bande de substance cérébrale d'environ $0^m,03$ de long et de quelques millimètres d'épaisseur qui est le siége d'une dégénérescence particulière, — peut-être squirrheuse.

Cette partie dégénérée présente un aspect jaunâtre; elle est indurée et fournit à l'incision une fermeté particulière. Le cervelet est injecté et ramolli. La moelle est ramollie dans une grande partie de son étendue.

64ᵉ Observation. — D..., Jean-Michel, âgé de 64 ans, entré à l'asile le 24 novembre 1859, mort des suites d'un engouement pulmonaire le 25 février 1860. Les premiers symptômes remontaient à dix ans et se manifestèrent, à la suite de quelques revers de fortune, par une méfiance générale et progressive, par de l'insomnie, de la céphalalgie, une très-grande agitation et des hallucinations de l'ouïe avec idées de suicide.

Autopsie. — La dure-mère a contracté des adhérences avec le bord supérieur des hémisphères. On rencontre dans la faux trois noyaux d'ossification placés à sa surface du côté gauche; deux de ces noyaux occupant la région antérieure sont d'un volume considérable. Celui qui est placé tout à fait en avant se termine, à l'une de ses extrémités en pointe et semble pénétrer la substance cérébrale. La première ossification qui occupe toute la largeur de la faux a $0^m,02$ de longueur, $0^m,019$ de hauteur et $0^m,003$ d'épaisseur. La surface est mamelonnée. La partie adhérente à la faux est aplatie. La seconde ossification est en forme de fuseau, elle a une longueur de $0^m,02$ à sa partie moyenne, et à gauche se trouve une partie saillante. Dans sa plus grande épaisseur elle mesure $0^m,0015$. A $0^m,05$ plus en arrière et du même côté au centre de la faux existe un autre noyau osseux de même forme, placé obliquement d'avant en arrière et de haut en bas, d'une longueur de $0^m,01$, d'une épaisseur de $0^m,002$. Cette ossification se termine en pointe à ses deux extrémités.

Du côté droit s'est développé un quatrième noyau osseux aplati, situé sur les côtés du sinus longitudinal dans la paroi viscérale de la dure-mère. Il mesure $0^m,003$ de longueur, son épaisseur est de $0^m,001$. Les méninges offrent, à toute la région supérieure latérale et même postérieure des hémisphères, une opacité assez notable. La pie-mère est infiltrée et épaissie; il n'y a point d'adhérences avec la substance sous-jacente. Le cerveau est injecté et offre un commencement de ramollissement.

Ce ramollissement est plus prononcé à la région du corps calleux, aux couches optiques et aux corps striés. Le cervelet est injecté.

EXPLICATION DE LA PLANCHE.

A. Lamelle de la masse osseuse coupée dans son épaisseur.

B. Section d'une aiguille osseuse en travers ; les deux grosses taches noires sont des canaux de HAVERS.

C. Substance osseuse en rapport avec la dure-mère. A, os; B, dure-mère en voie d'ossification.

Fig. 1. Ossification trouvée chez un épileptique. (1re Observation.)

— 2.   —   rencontrée chez une femme maniaque. (38e Observation.)

— 3.   —   trouvée chez un maniaque. (46e Observation.)

— 4. Noyau osseux rencontré chez un épileptique. (3e Observation.)

— 5. Ossifications observées chez un maniaque. (45e Observation.)

— 6. Ostéophytes développés chez un maniaque. (47e Observation.)

EXPLICATION DE LA PLANCHE.

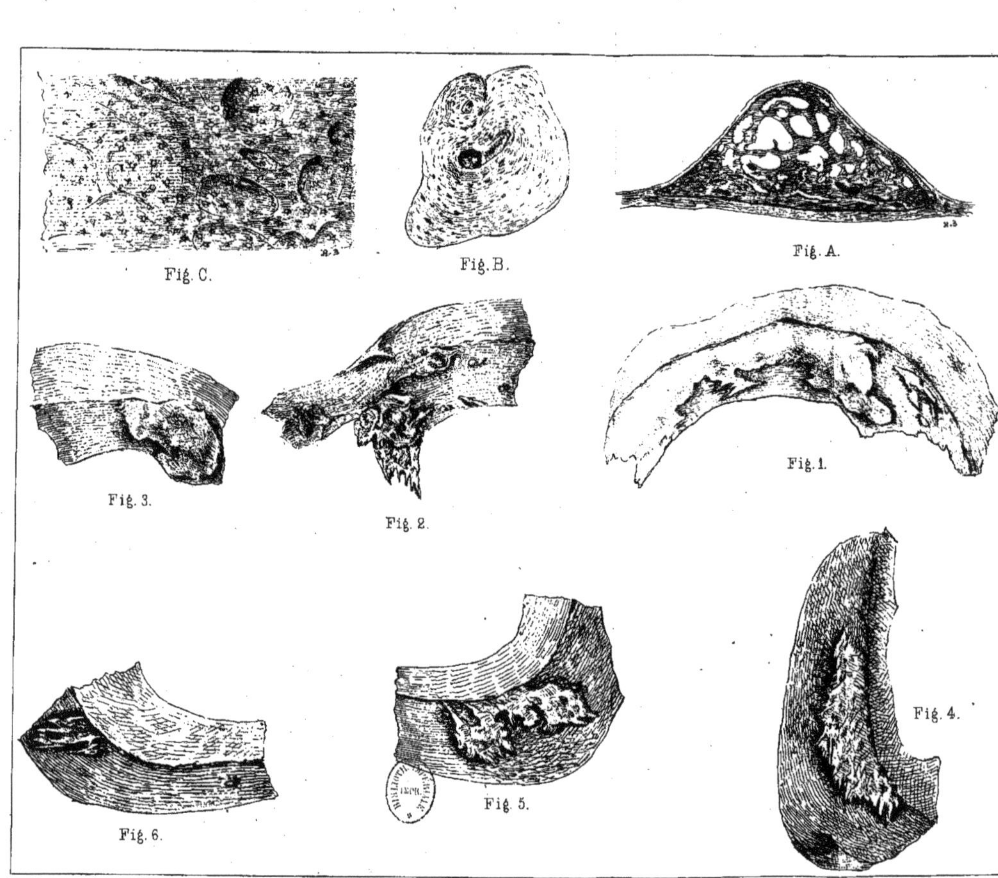

Lith V᷍ Berger-Levrault & Fils, Strasbg.

www.ingramcontent.com/pod-product-compliance
Ingram Content Group UK Ltd.
Pitfield, Milton Keynes, MK11 3LW, UK
UKHW022301120726
13694UKWH00003B/1168